U0198620

镜心斋校注伤寒论

（东汉）张仲景　原著

吴雄志　校注

辽宁科学技术出版社

·沈阳·

图书在版编目（CIP）数据

镜心斋校注伤寒论 /（东汉）张仲景原著；吴雄志
校注 . — 沈阳：辽宁科学技术出版社，2022.9（2023.10 重印）
ISBN 978-7-5591-2607-8

Ⅰ . ①镜… Ⅱ . ①张… ②吴… Ⅲ . ①《伤寒论》—
注释 Ⅳ . ① R222.22

中国版本图书馆 CIP 数据核字（2022）第 135423 号

出版发行：辽宁科学技术出版社
　　　　　（地址：沈阳市和平区十一纬路 25 号 邮编：110003）
印 刷 者：辽宁新华印务有限公司
经 销 者：各地新华书店
幅面尺寸：145mm×210mm
印　　张：7.5
插　　页：4
字　　数：220 千字
出版时间：2022 年 9 月第 1 版
印刷时间：2023 年 10 月第 3 次印刷
责任编辑：寿亚荷
封面设计：王艺晓
封面制作：刘冰宇
责任校对：刘　庶　赵淑新
书　　号：ISBN 978-7-5591-2607-8
定　　价：80.00 元

编辑电话：024-23284370　13904057705
邮购热线：024-23284502
E-mail：1114102913@qq.com

吴 序

　　读圣贤书，需定中悟道。肉眼凡胎，窥管而已；况今世之人，驰竞浮华，尘迷已久。不见己身，何以见仲圣？不见圣人，何以知己身？圣曰：天布五行，以运万类；人禀五常，以有五脏。经络府俞，阴阳会通；玄冥幽微，变化难极。自非才高识妙，岂能探其理致哉！夫上古有炎、黄、尧、舜、禹、汤、文、武、周公，中世有老聃、孔丘、天师、仲景，近有三丰、阳明，圣道法脉，绵延数千年不绝。然阳明以往，未之闻也！盖金光之道，大圣之业，非生而知之者，焉能传保？

　　呜呼！死生之大，别无他事；然百千亿劫，生死微细无数。亘古不变者，唯天道无亲，常与善人。

云阳子

于海天阁镜心斋

壬寅年壬寅月己丑日巳时提笔，癸巳日子时书成

凡 例

一、是书以1991年人民卫生出版社出版、刘渡舟主编的《伤寒论校注》为底本。

二、对底本断句有误之处，进行重新断句。

三、个别条文因流传原因导致文字有误，根据前后文意改之。

四、条文中部分文字因流传原因顺序颠倒，根据前后文意移动之。

五、条文顺序根据前后文意多有移动，移动的条文编码用红色，以示区别。晋代王叔和辑《伤寒论》，为类证鉴别，条文多有移动，以为可以相互参照。然条文移动则六经结构破坏，学者云里雾里，不明就里，谈何互参互鉴？今复原仲景本意，以期无一条不可懂、无一字不可解也。

六、《伤寒论》遗失条文与方剂，凡《金匮要略》可见者，一律补入。

七、条文序号均重新编码。

八、张仲景喜用短句。重新断句后，有的条文由一条变成了数条，甚至位置不再前后相邻。

九、作者行文分校、注、评，并用不同颜色加以区别。校重文字，注重文意，评重针砭。

十、部分条文晦涩难懂，而西医有相应疾病，故借用西医疾病或病理生理作注，以方便读者理解。此非中西医结合，实中学为体、西学为用之探索也。

十一、由于语言变迁，部分条文因倒装等文法原因，今人难以理解，一律调整，以方便读者。

十二、为方便读者理解，对内容相关的条文添加统一的标题，置于条文前。

十三、部分条文重新断句后，条文简洁明了，且其他条文有类似断句者，不再单独列校，仅附原文以便读者对照。

原　序

　　论曰：余每览越人入虢之诊，望齐侯之色，未尝不慨然叹其才秀也。怪当今居世之士，曾不留神医药，精究方术，上以疗君亲之疾，下以救贫贱之厄，中以保身长全，以养其生。但竞逐荣势，企踵权豪，孜孜汲汲，惟名利是务，崇饰其末，忽弃其本，华其外而悴其内，皮之不存，毛将安附焉？卒然遭邪风之气，婴非常之疾，患及祸至，而方震栗，降志屈节，钦望巫祝，告穷归天，束手受败。赍百年之寿命，持至贵之重器，委付凡医，恣其所措。咄嗟呜呼！厥身已毙，神明消灭，变为异物，幽潜重泉，徒为啼泣。痛夫！举世昏迷，莫能觉悟，不惜其命，若是轻生，彼何荣势之云哉？而进不能爱人知人，退不能爱身知己，遇灾值祸，身居厄地，蒙蒙昧昧，蠢若游魂。哀乎！趋世之士，驰竞浮华，不固根本，忘躯徇物，危若冰谷，至于是也！

　　余宗族素多，向余二百。建安纪年以来，犹未十稔，其死亡者，三分有二，伤寒十居其七。感往昔之沦丧，伤横夭之莫救，乃勤求古训，博采众方，撰用《素问》《九卷》《八十一难》《阴阳大论》《胎胪药录》，并平脉辨证，为《伤寒杂病论》，合十六卷。虽未能尽愈诸病，庶可以见病知源。若能寻余所集，思过半矣。

　　夫天布五行，以运万类，人禀五常，以有五脏。经络府俞，阴阳会通，玄冥幽微，变化难极。自非才高识妙，岂能探其理致哉！上古有神农、黄帝、岐伯、伯高、雷公、少俞、少师、仲文，中世有长桑、扁鹊，汉有公乘阳庆及仓公，下此以往，未之闻也。观今之医，不念思求经旨，以演其所知；各承家技，始终顺旧，省疾问病，务在口给；相对斯须，便处汤药，按寸不及尺，握手不及足；人迎趺阳，三部不参；动数发息，不满五十；短期未知决诊，九候曾无仿佛；明堂阙庭，尽不见察，所谓窥管而已。夫欲视死别生，实为难矣！

　　孔子云：生而知之者上，学则亚之。多闻博识，知之次也。余宿尚方术，请事斯语。

　　　　　　　　　　　　汉　长沙太守南阳张机仲景撰

目　录

第一章　辨太阳病脉证并治上

一、病脉证治提纲

1. 病有发热恶寒者，发于阳也；无热恶寒者，发于阴也。

注：辨三阴三阳。要点不在发热在恶寒。三阳恶寒伴发热，三阴恶寒不伴发热。然阳明有但热不寒，三阴也有阳虚气虚发热，不可刻舟求剑也。考阳明恶寒有三：一始虽恶寒，恶寒必自罢；二气虚外感白虎加人参汤其背恶风寒；三阳明热厥。气虚发热者虽不恶寒，但恶风，或背心恶风寒。

评：此为病发于阳及病发于阴的判断。《黄帝内经》云："善诊者，察色按脉，先别阴阳是也。"又云："色从外部走内部者，其病从外走内；其色从内走外者，其病从内走外。病生于内者，先治其阴，后治其阳，反者益甚。其病生于阳者，先治其外，后治其内，反者益甚。"

2. 病人身大热，反欲近衣者，以热在皮肤、寒在骨髓也。身大寒，反不欲近衣者，寒在皮肤、热在骨髓也。

原文：病人身大热，反欲得衣者，热在皮肤，寒在骨髓也；身大寒，反不欲近衣者，寒在皮肤，热在骨髓也。

注：辨寒热真假。病人身大热，反欲得近衣者，此三阴发热，阳气虚也。身大寒，反不欲得近衣者，此热厥，多见于西医的感染性休克。后162条云："太阳病，吐之，但太阳病当恶寒，今反不恶寒，不欲近衣者，此为吐之内烦也。"

评：此推理，完整表述为：

（1）大前提：身大热，不欲得近衣者，热在骨髓也。

小前提：病人身大热，反欲得近衣者。

————————————

结　论：热不在骨髓也。

（2）大前提：热不在骨髓者，即在皮肤也。
小前提：病人热不在骨髓。

结　论：病人热在皮肤。
（3）大前提：寒在骨髓者，欲得近衣也。
小前提：病人欲得近衣。

结　论：寒在骨髓也。
合并：病人身大热，反欲得近衣者，以热在皮肤、寒在骨髓也。
"反""以"为提示词。"以"为因，此先果后因之表述。

3．太阳之为病，脉浮，头项强痛而恶寒。
注：病、脉、证并举，"而"为强调，意为必恶寒，所谓"有一分恶寒，便有一分表证"。头痛者加川芎，若夹湿，可减麻黄量而加羌活。

4．太阳病，或已发热，或未发热，必恶寒。
原文：太阳病，或已发热，或未发热，必恶寒，体痛，呕逆，脉阴阳俱紧者，名为伤寒。
注：必恶寒，参上条。或已发热，或未发热，意为发热期与发热前期。发热均有发热前期、体温升高期与体温下降期。太阳病，不论发热期还是发热前期，均恶寒，故太阳脉证提纲无发热。太阳病，虽发热，喜加衣盖被，与阳明但热不寒不同。

5．太阳病，发热、汗出、恶风，脉缓者，名为中风。
原文：太阳病，发热，汗出，恶风，脉缓者，名为中风。
校：发热、汗出、恶风对举，当为顿号。
注：病、证、脉并举，病下又分病也。无汗不得用桂枝汤。又桂枝增强心率，故脉缓。然体温增加1℃，脉搏增加10次，桂枝证发热之时，脉未必缓。热退之后，必缓。

评：此为下定义。老子曰："道可道，非常道；名可名，非常名。无名，天地之始；有名，万物之母。"名者，下定义也，即对于一种事物本质特征确切而简要的说明，进而明确概念的内涵和外延。本质特征其后之本质规律，道也。由定义明确概念，概念形成判断，判断形成推理，张仲景之逻辑思维缜密如斯。今人以为中医唯象思维为长者，实未见仲景之门墙也。

《黄帝内经》云："夫上古圣人之教下也，皆谓之虚邪贼风，避之有时。恬淡虚无，真气从之，精神内守，病安从来？"此即虚邪贼风外受也。

6. 体痛、呕逆，脉阴阳俱紧者，名为伤寒。

原文：太阳病，或已发热，或未发热，必恶寒，体痛，呕逆，脉阴阳俱紧者，名为伤寒。

校：体痛、呕逆对举，当为顿号。

注：此处移去"太阳病，或已发热，或未发热，必恶寒"，可互参。寒性收引，故脉紧。

评：张仲景所论，以病、脉、证、治为体系。脉从证提出，与证互参，与今不同。今脉从属于证，属证候之一。而病与证之区别，乃病下分证也（与西医分型研究，在病下分出亚型可互参）。太阳病下有中风、伤寒，则伤寒、中风为病下之证乎？考下条"太阳病，发热而渴、不恶寒者，为温病"，似伤寒、中风、温病，又皆为病也，则太阳病，又为一类病。如西医所谓癌症，分癌与肉瘤，其下又分出各种疾病。此皆病下分病，非病之亚型也。

7. 太阳病，发热而渴、不恶寒者，为温病。

原文：太阳病，发热而渴，不恶寒者为温病。

校：发热而渴、不恶寒者对举，当为顿号。不恶寒者后加逗号。

注：温病发热，以口渴、不恶寒为特征，可与伤寒对比。然温病发热，亦有不渴者。盖温病分为温热病与湿热病，湿热病有渴与不渴者。

8. 若发汗已，身灼热者，名为风温。

原文：若发汗已，身灼热者，名风温。

校：名为风温，与伤寒、中风用语同。

注：汗出、热退、脉静、身凉为伤寒。若发汗已，身热，脉不静者为温病。《黄帝内经》云："体若燔炭，汗出而散。"此伤寒也，温病多有汗出不散，身灼热者。温病有温、疫、疠之别。疫疠皆相染易，疠则多染病而亡。辛凉解表，汗出而解之温病，非疫疠也。汗出身灼热者，名为风温。身热不扬者为湿温。

9. 风温为病，脉阴阳俱浮，自汗出、身重、多眠睡、鼻息必鼾、语言难出。

原文：风温为病，脉阴阳俱浮，自汗出，身重，多眠睡，鼻息必鼾，语言难出。

校：此乃风温病脉证提纲，自汗出、身重、多眠睡、鼻息必鼾、语言难出对举，当为顿号。

注：风温脉阴阳俱浮，自汗出，当与中风脉阳浮而阴弱，自汗出相鉴别，参见后中风条。风温多眠睡、鼻息必鼾、语言难出，此温病高热之状也。高热者困顿，气息粗大，小儿甚者鼻翼煽动，不喜言。

10. 若被下者，小便不利、直视失溲。若被火者，微者发黄色，剧则如惊痫，时瘈疭，若火熏之。一逆尚引日，再逆促命期。

原文：若被下者，小便不利，直视失溲。若被火者，微发黄色，剧则如惊痫，时瘈疭，若火熏之。一逆尚引日，再逆促命期。

校：视前后文，当为"微者发黄色，剧则如惊痫"。

注：若发汗已，身灼热者，名为风温，此为病。风温为病，脉阴阳俱浮，自汗出、身重、多眠睡、鼻息必鼾、语言难出，此脉证提纲。若被下者，小便不利，直视失溲，本白虎汤证，下之亡津液（西医的水电解质紊乱）。若被火者，微者发黄色，剧则如惊痫，时瘈疭，若火熏之，发黄者为严重感染所致肝损伤，甚者高热惊厥。温病一怕早下漏底，二

怕火上浇油，扶阳杀人者也。伤寒发汗病不解，反恶寒者，虚故也，芍药甘草附子汤主之。湿热证，热减身寒者，不可便云虚寒而投补剂，恐炉烟虽熄，灰中有火也。一逆尚引日，再逆促命期，以温病误治，多死。一错或可救，再错多不治。

评：若发汗已，身灼热者，名为风温，宜白虎汤。自汗出、身重、多眠睡、鼻息必鼾、语言难出，此为阳明在经。风温为病，脉阴阳俱浮，宜加麻黄，即麻黄杏仁甘草石膏汤证，高热加知母。剧则如惊痫，时瘛疭，此中毒性脑病。可见仲景所谓风温，多指今人所谓的大叶性肺炎。叶天士所谓温邪上受，首先犯肺，逆传心包。所谓逆，即中毒性脑病、感染性休克。

二、太阳病传经

11. 伤寒一日，太阳受之。

原文：伤寒一日，太阳受之，脉若静者，为不传；颇欲吐，若躁烦，脉数急者，为传也。

校：太阳受之后当为句号，与下条互参。

注：一日太阳，二日少阳，三日阳明。太阴病篇有"伤寒三日，三阳为尽，三阴受邪，其人反能食而不呕，此为三阴不受邪也"，三日后可传入三阴，六日行经一遍，谓之经尽。甚者再传，名为再经。

12. 伤寒二三日，阳明、少阳证不见者，为不传也。

注：二三日少阳、阳明证不见者，仍在太阳。此排除法，与上条互参。

13. 脉若静者，为不传也。颇欲吐、躁烦，脉若数急者，为传也。

原文：伤寒一日，太阳受之，脉若静者，为不传；颇欲吐，若躁烦，脉数急者，为传也。

校：颇欲吐、躁烦对举，当为顿号。视前后文，若当在脉后。

注：汗出、脉静、热退、身凉，为不传，汗出、脉不静、热不退、身不凉，为传经。后有"服桂枝汤大汗出后，大烦渴不解，脉洪大者，白

虎加人参汤主之"互参。躁烦者，西医所谓交感神经兴奋，为传阳明，《金匮要略》有小青龙加石膏汤等互参。恶心伴躁烦、脉数，多见之于温病。恶心者，阳明胃家病，可与第6条"体痛、呕逆，脉阴阳俱紧者，名为伤寒"互参。

14．产后风，续之数十日不解，头微痛，恶寒，时时有热，心下闷，干呕，汗出。虽久，阳旦证续在耳，可与阳旦汤。（《金匮要略》）

校：此条本见之于《金匮要略》，临床常见虚人桂枝汤证久不解而化热者，故辑入《伤寒论》中，示人以法也。林亿等以为阳旦汤即桂枝汤，非也。考《外台秘要》引《古今录验》，阳旦汤乃桂枝汤加黄芩。阳者，日也，太阳也；旦者，初升之日，少阳也，故本方乃桂枝汤加黄芩，治肝郁脾虚之人，太阳久不解。因少阳之上，火气治之，恐当化热也。

注：桂枝汤传经，或因里热，尤多肝郁脾虚之人；或因发汗不彻，脾虚为主。余常于桂枝汤加黄芩3克、6克、9克，使不化热，从少阳截断，不传阳明也。

阳旦汤即太阳病之桂枝汤与少阳病之黄芩汤合方也。病人本少阳体，今病在太阳，少阳证不见，故以阳旦汤。若见少阳证，当以柴胡桂枝汤。后云："伤寒，六七日，发热、微恶寒，支节痛疼、微呕、必心下支结。外证未去者，柴胡桂枝汤主之。"心下支结即西医的墨菲点胀痛急结，支节痛疼为胆囊疾病所致的右肩颈牵涉痛。二者皆少阳证，可前后互参。

阳旦汤

大枣十二枚（擘）　桂枝三两　芍药三两　生姜三两　甘草三两（炙）　黄芩二两

上六味，㕮咀，以泉水六升，煮取四升，分四服，日三。自汗者，去桂心加附子一枚（炮）。渴者，去桂加瓜蒌三两。利者，去芍药、桂，加干姜三两、附子一枚（炮）。心下悸者，去芍药加茯苓四两。虚劳里急者，正阳旦主之，煎得二升，纳胶饴半升，分温再服。若脉浮紧发热者，不可与也。忌海藻、菘菜、生葱等物。

15. 服桂枝汤，大汗出后，大烦渴不解，脉洪大者，白虎加人参汤主之。

校：宋本有"服桂枝汤大汗出、脉洪大者与桂枝汤，如前法"一条，误也，今去之。

注：桂枝本气虚，服后大汗出、大渴、脉洪大者，转阳明，与白虎加人参汤，治气虚之人阳明火炽。气虚脉何以洪大？阳明病，心脏输出量增加，高动力循环，掩盖了气虚的弱脉。若气虚甚者，脉仍弱。脉洪大者，重用石膏、知母。脉弱者，重用人参。余治此证，石膏有15克、30克、60克，人参有3克、6克、9克不同，重在权衡二者之轻重也。

白虎加人参汤

知母六两　石膏一斤（碎，绵裹）　甘草（炙）二两　粳米六合　人参三两

上五味，以水一斗，煮米熟汤成，去滓，温服一升，日三服。此方立夏后、立秋前乃可服。立秋后不可服。正月二月三月尚凛冷，亦不可与服之，与之则呕利而腹痛。诸亡血虚家亦不可与，得之则腹痛利者，但可温之，当愈。

注：此方立夏后、立秋前乃可服。立秋后不可服。正月二月三月尚凛冷，亦不可与服之，与之则呕利而腹痛。此四时加减用药法。诸亡血虚家亦不可与，此因人而异。

16. 太阳初得病时，发其汗，汗先出不彻，因转属阳明。续自微汗出，不恶寒。若太阳病证不罢者，二阳并病，不可下。下之为逆，如此可小发汗。设面色缘缘正赤者，阳气怫郁在表，当解之熏之。当汗不汗，阳气怫郁不得越。其人躁烦，不知痛处，乍在腹中、乍在四肢，按之不可得。若发汗不彻，不足言。其人短气但坐，以汗出不彻故也，更发汗则愈。何以知汗出不彻？以脉涩故知也。

原文：二阳并病，太阳初得病时，发其汗，汗先出不彻，因转属阳明，续自微汗出，不恶寒。若太阳病证不罢者，不可下，下之为逆，如此可小发汗。设面色缘缘正赤者，阳气怫郁在表，当解之熏之。若发汗不彻不足言，阳气怫郁不得越，当汗不汗，其人躁烦，不知痛处，乍在腹中，乍在四肢，按之不可得，其人短气，但坐以汗出不彻故也，更发汗则愈。何以知汗出不彻？以脉涩故知也。

校：二阳并病从太阳初得病时之前后移。因转属阳明后句号，不可下后句号。若发汗不彻不足言移至其人短气但坐之前，并断句。但坐以汗出不彻故也，此句不通，当为"其人短气但坐，以汗出不彻故也，更发汗则愈"。

注：汗出不彻，因转阳明，此是太阳传变之要眼，学者当牢记。续自微汗出，不恶寒，此为阳明病但热不寒。若太阳病证不罢者，为二阳并病，不可下，当先解表，可小发汗。为何小发汗？麻黄发表，抑制胃肠蠕动，大量易致便秘，传腑实也。微汗出，则无大热，有大热者，当表里双解。面色缘缘正赤，是阳气怫郁在表之相，当解之熏之。解之发汗，熏之热水澡亦可。当汗不汗，故阳气怫郁在表，更发汗则愈。其人烦躁，或有无固定位置的身痛。若发汗不彻，不足言，此为倒装，意为言不足，虚也。其人短气但坐，以卫出中焦，阳气出表，则易内虚，故短气但坐，气虚故不喜站。何以知汗出不彻，以脉涩故知也。若汗出热退脉静，徐缓流畅是也。当汗不汗与发汗不彻对举，可见二者区别。前者面色缘缘正赤，其人烦躁，或有无固定位置的身痛；后者其人短气但坐、脉涩。

评：余常于桂枝汤加防风发表，则无汗出不彻之虞。防风可增强免疫，专防中风也。

桂枝汤发表，加防风；五苓散发表，余则仿张景岳加羌活。以五苓散夹饮，故用羌活。

三、太阳病欲解时

17. 发于阳者七日愈，发于阴者六日愈。以阳数七、阴数六故也。

原文：发于阳，七日愈。发于阴，六日愈。以阳数七、阴数六故也。

注：验之临床，体质正常之人，感冒大多7日自愈；如胃肠型感冒，治之得法，多于6日内愈，取效更捷。

评：前句为果，后句为因，属于逻辑推理。阳数何以七、阴数何以六，仲景未再言。然以"阳数七、阴数六"为大前提，果真理乎，读者自辨。

大前提：阳数七、阴数六。

小前提：病有发热恶寒者，发于阳也；无热恶寒者，发于阴也。

结　论：发于阳者七日愈，发于阴者六日愈。

理论是用来解释临床的，还能揭示现象背后的本质规律，值得思索。以黑箱模型不求甚解，还是基于严格逻辑推导追求真理，或许是中西之别。

18. 太阳病，头痛至七日以上自愈者，以行其经尽故也。

注：与上条7日自愈互参。

19. 若欲作再经者，针足阳明，使经不传则愈。

注：此截断法，较叶天士"到气才可言气"之论高一筹。然叶论本无错，截断并非在太阳不解表而清阳明，学者需深思。

20. 太阳病，欲解时，从巳至未上。

注：巳、午、未为正阳，阳气最盛也。太阳病，欲解时，从巳至未上。少阳病，欲解时，从寅至辰上。阳明病，欲解时，从申至戌上。太阴病，欲解时，从亥至丑上。少阴病，欲解时，从子至寅上。厥阴病，欲解时，从丑至卯上，如图1。

从图1可知，三阳传变，三阴递进也。又昼为阳，日所主，夜为阴，月所主。太阳太阴者，日月也。三阳为昼，少阳为初升之日，太阳为正阳，巳、午、未是也。一日之中，午非最热之时，最热之时乃申也，故申、酉、戌两阳合明，积少阳、太阳之热气也。阳极转阴，太阴

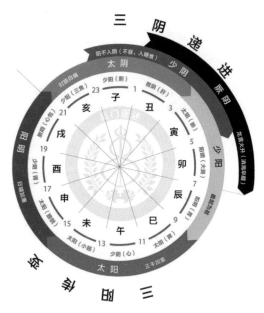

图1　六经欲解时示意图

为月，乃初升之月。少阴者，月明之时，是夜间最明之时，随后进入黎明前的黑暗，极阴之时，厥阴也。《灵枢·营卫生会》云："人受气于谷，谷入于胃，以传与肺，五脏六腑，皆以受气。其清者为营，浊者为卫。营在脉中，卫在脉外。营周不休，五十度而复大会。阴阳相贯，如环无端。卫气行于阴二十五度，行于阳二十五度，分为昼夜。故气至阳而起，至阴而止。故曰日中而阳陇为重阳，夜半而阴陇为重阴。故太阴主内，太阳主外，各行二十五度分为昼夜。夜半为阴陇，夜半后而为阴衰，平旦阴尽而阳受气矣。日中而阳陇，日西而阳衰，日入阳尽而阴受气矣。夜半而大会，万民皆卧，命曰合阴，平旦阴尽而阳受气，如是无已，与天地同纪。"不识内经，焉知伤寒？

　　评：欲解时，为欲时、解时之意。欲为作，加重之意，解为病退，减轻之意。何以矛盾如斯？盖正邪相争为疾病之总病机。相争则发作，而发作之后若正能胜邪又常病愈或减轻。加重、减轻，本是一事之两面，今人何以对立如斯？欲解二字，千古不解，所知障也。古今无二，皆是迷人。

21. 风家，表解而不了了者，十二日愈。

注：风家指表虚体质。中风后表解而汗出、恶风不了，两周内多自动减轻。仲景所谓家者，素体如此也，今人多称之为体质。

22. 发热、恶寒、热多寒少，其人不呕、清便欲自可、脉微缓者，为欲愈也。

原文：太阳病，得之八九日，如疟状，发热恶寒，热多寒少，其人不呕，清便欲自可，一日二三度发。脉微缓者，为欲愈也；脉微而恶寒者，此阴阳俱虚，不可更发汗、更下、更吐也；面色反有热色者，未欲解也，以其不能得小汗出，身必痒，宜桂枝麻黄各半汤。

校：此条去一日二三度发，提前。

注：其人不呕，不传少阳，清便欲自可不传阳明，脉微缓者为其脉略微偏缓之意，热多则卫气盛，寒少则表邪轻，故欲愈。

四、太阳中风

23. 太阳病，头痛、发热、汗出、恶风者，桂枝汤主之。

原文：太阳病，头痛，发热，汗出，恶风，桂枝汤主之。

校：头痛、发热、汗出、恶风对举，当为顿号。

桂枝汤

桂枝三两（去皮） 芍药三两 甘草二两（炙） 生姜三两（切） 大枣十二枚（擘）

上五味，㕮咀三味，以水七升，微火煮取三升，去滓，适寒温，服一升。服已须臾，啜热稀粥一升余，以助药力。温服令一时许，遍身漐漐微似有汗者益佳，不可令如水流漓，病必不除。若一服汗出病瘥，停后服，不必尽剂。若不汗，更服依前法。又不汗，后服小促其间。半日许，令三服尽。若病重者，一日一夜服，周时观之。服一剂尽，病证犹在者，更作服。若汗不出，乃服至二三剂。禁生冷、黏滑、肉面、五辛、酒酪、臭恶等物。

注：脾虚，故服已须臾，啜热稀粥一升余，以助药力。遍身漐漐

微似有汗者益佳，不可令如水流漓。汗多伤气，气虚又复发热汗出。至于禁生冷、黏滑、肉面、五辛、酒酪、臭恶等物，因感冒后交感神经兴奋，肾上腺素分泌增加，抑制胃肠蠕动，脾虚之人，对胃肠抑制剂敏感，故不宜食不消化之物也。

评：面白、皮薄，毛孔细弱，表虚也。面色黄，皮厚，纹理粗，毛孔大，此表实也。

24. 啬啬恶寒、淅淅恶风、翕翕发热、鼻鸣干呕者，桂枝汤主之。

原文：太阳中风，阳浮而阴弱，阳浮者，热自发，阴弱者，汗自出，啬啬恶寒，淅淅恶风，翕翕发热，鼻鸣干呕者，桂枝汤主之。

校：此二条中皆为证候对举，当为顿号。

25. 太阳病，项背强几几，反汗出恶风者，桂枝加葛根汤主之。

注：所谓反汗出恶风者，因"太阳病，项背强几几"大多为伤寒葛根汤证，故曰反。何故？寒性收引，故强几几。偶见之中风。

桂枝加葛根汤

葛根四两　麻黄三两（去节）　芍药二两　生姜三两（切）　甘草二两（炙）　大枣十二枚（擘）　桂枝二两（去皮）

上七味，以水一斗，先煮麻黄、葛根，减二升，去上沫，内诸药，煮取三升，去滓。温服一升，覆取微似汗，不须啜粥，余如桂枝法将息及禁忌。臣亿等谨按，仲景本论，太阳中风自汗用桂枝，伤寒无汗用麻黄，今证云汗出恶风，而方中有麻黄，恐非本意也。第三卷有葛根汤证，云无汗、恶风，正与此方同，是合用麻黄也。此云桂枝加葛根汤，恐是桂枝中但加葛根耳。

评：此方治桂枝汤证兼见：①项强，如颈椎病。②便溏，以葛根升清，与葛根黄芩黄连汤为对方。二者皆便溏，一寒一热。③感染，葛根对病毒感染和细菌感染均有效，大多为葛根芩连汤证，偶有气虚者为桂枝加葛根汤证。④头面疾病。葛根升清，可以改善头部、耳、眼血供，如治疗假性近视。⑤更年期综合征，表现为潮热汗出者，葛根有拟雌激素样作用。

此方其一为葛根汤对方，其二为葛根芩连汤对方，治休息痢。痢故用葛根，时发时止（时腹自痛）故用桂枝汤。其三为桂枝麻黄各半汤对方，治荨麻疹，在表之风疹时发时止，脉紧加麻黄，脉大（或皮肤红）加葛根。

葛根其一走胃肠，其二发表退热，尤治麻疹水痘，其三升清，专走头面，如颈椎增生、耳聋、眼近视、脑供血不足等。若鼻窦炎，时发时止，亦可此方。以葛根入阳明，走头面，治鼻渊，桂枝汤益气固表，治在表之鼻病时发时止。

26. 太阳中风，阳浮而阴弱。阳浮者热自发，阴弱者汗自出。

原文：太阳中风，阳浮而阴弱，阳浮者，热自发，阴弱者，汗自出，啬啬恶寒，淅淅恶风，翕翕发热，鼻鸣干呕者，桂枝汤主之。

校：阳浮而阴弱后句号，前句讲脉，后句讲病机。仲景阴阳脉法，寸为阳，关尺为阴。

注：右手寸浮为外感，关弱为气虚。太阴病篇有"太阴为病，脉弱"，故阳为太阳，阴为太阴。阳浮者热自发，此外感发热病机；阴弱者汗自出，此内伤气虚自汗病机。阳浮而阴弱虽指脉，实亦病机。盖脾胃为气血之源，后云"血弱气尽，腠理开，邪气因入"，故余常于桂枝汤一加防风以疏风，一加黄芪、白术以益气，一加当归、鸡血藤以养血，皆可提高免疫，防于外感。又或加小柴胡汤，促进正邪相争，亦是一法。

评：《金匮要略》云："夫人禀五常，因风气而生长，风气虽能生万物，亦能害万物，如水能浮舟，亦能覆舟。"故风为生之气，又为百病之长。又云："人能养慎，不令邪风干忤经络。"是六经与经络无关乎？歪理邪见，遗祸千古。

《黄帝内经》云："阴者，藏精而起亟也，阳者，卫外而为固也。阴在内，阳之守也，阳在外，阴之使也。"阳浮者热自发，卫外也；阴弱者汗自出，失其守也。

小儿加龙骨、牡蛎止汗，低钙则发热、汗出、易感冒也。若发热汗出伴长期颈部淋巴结肿大者，桂枝汤无效，当以守宫、蜈蚣等味，以攻代补。

27．太阳病，外证未解，脉浮弱者，当以汗解，宜桂枝汤。

注：中风或伤寒汗后伤气，外证复起，可与上条及下条互参。

28．太阳病，发热、汗出者，此为营弱卫强，故使汗出。欲救邪风，宜桂枝汤。

原文：太阳病，发热汗出者，此为荣弱卫强，故使汗出，欲救邪风者，宜桂枝汤。

校：故使汗出后为句号，前句病证，后句治法。

注：盖桂枝汤证，内伤责之脾虚，外感责之中风。

五、更发汗

29．伤寒发汗已解，半日许复烦，脉浮数者，可更发汗，宜桂枝汤。

注：此本伤寒，汗出而解，半日许再作，可更发汗，然不宜再与发汗重剂麻黄汤，可与发汗轻剂桂枝汤。若不再汗，汗出不彻，易转阳明。发汗已解后，半日许复烦，脉浮数者，非汗后转阳明。汗后转阳明者，病无解时，虽烦躁、脉数，但洪不浮。此条可与"服桂枝汤大汗出后，大烦渴不解，脉洪大者，白虎加人参汤主之"互参。

30．发汗后，汗出而喘、无大热者，不可更行桂枝汤，可与麻黄杏仁甘草石膏汤。

原文：发汗后，不可更行桂枝汤，汗出而喘，无大热者，可与麻黄杏仁甘草石膏汤。

校：不可更行桂枝汤移至无大热者后。

注：汗出不恶寒，转阳明也。麻黄杏仁甘草石膏汤无大热，以石膏无知母也。临床本证亦见壮热者，如小儿大叶性肺炎，加知母，热稍

退，可去之。此条可与上条互参。此条伤寒转阳明，多见于感冒后继发细菌感染，发生肺炎。

麻黄杏仁甘草石膏汤

麻黄四两（去节）　杏仁五十个（去皮尖）　甘草二两（炙）　石膏半斤（碎，绵裹）

上四味，以水七升，煮麻黄，减二升，去上沫，内诸药，煮取二升，去滓，温服一升。本云，黄耳杯。

评：今世之人，有云麻黄汤、麻黄杏仁甘草石膏汤、麻黄附子甘草汤、麻黄附子细辛汤均治疗遗尿等，不一而足，或曰寒则肺凝而气化不行，或曰热则肺焦而不制水，有云虚，有云实，奇谈怪论，自圆自洽。实则小儿交感神经活性不足，麻黄可兴奋交感神经，收缩膀胱括约肌，一言以蔽之。故麻黄剂对尿液分泌增加（主药当为干姜）、重吸收减少（主药当为熟地）者无甚效。又因为麻黄兴奋交感神经，故对严重前列腺增生者易引起尿潴留。

31. 下后，若汗出而喘、无大热者，不可更行桂枝汤，可与麻黄杏子甘草石膏汤。

原文：下后不可更行桂枝汤，若汗出而喘，无大热者，可与麻黄杏子甘草石膏汤。

校：不可更行桂枝汤移至无大热者后，参上条。汗出而喘、无大热者对举，当为顿号。

注：此肺炎导致腑实便秘，下之后，仍汗出而喘，壮热已退而无大热，可与麻黄杏子甘草石膏汤。肺炎常见此证。下之法，可与《温病条辨》之宣白承气汤（生石膏、生大黄、杏仁、瓜蒌）。

32. 太阳病，初服桂枝汤，反烦不解者，先刺风池、风府，却与桂枝汤则愈。

注：针药结合。烦为表郁，16条云"当汗不汗，阳气怫郁不得越。其人躁烦，不知痛处，乍在腹中、乍在四肢，按之不可得"是也。初服

桂枝汤，初指未传阳明。阳明当烦，今未传阳明而烦，故云"反烦不解"，为阳气怫郁不得越，法当汗，又可针风池、风府，针药同理也。余用桂枝汤，服后烦不解者，与桂枝汤加麻黄3克，同理。后有桂枝二麻黄一汤，亦可。

评：柴胡桂枝干姜汤后有云"初服微烦，复服汗出便愈"。115条云："凡柴胡汤病证而下之，若柴胡证不罢者，复与柴胡汤，必蒸蒸而振，却发热汗出而解。"皆可参。

六、中风误下

33. 伤寒不大便六七日，头痛有热者，与承气汤。其小便清者，知不在里，仍在表也，当须发汗。若头痛者，必衄。宜桂枝汤。

原文：伤寒不大便六七日，头痛有热者，与承气汤。其小便清者（一云大便者），知不在里，仍在表也，当须发汗。若头痛者，必衄，宜桂枝汤。

校：必衄后句号，此句当为插入语，即"仍在表也，当须发汗，宜桂枝汤"之意。

注：西医所谓外感后交感神经兴奋，脾虚之人胃肠蠕动（中医所谓运化）功能弱，故易便秘，当与阳明病鉴别。阳明有里热，何以知之？小便短赤。此条为发热者在表在里鉴别之核心，即小便清者，知不在里，仍在表也，此热汗之则退。皮肤属太阳，黏膜属太阴，脾虚之人黏膜脆薄萎缩，外感后鼻黏膜水肿充血，容易出血。《金匮要略》"虚劳里急，悸、衄，腹中痛，梦失精，四肢酸疼，手足烦热，咽干口燥，小建中汤主之"可互参。

34. 太阳病，下之微喘者，表未解故也，桂枝加厚朴杏子汤主之。

注：此即上条误作阳明病。太阳中风便秘者，此方治之。内伤脾虚便秘亦可用之，余每用此方治疗脾虚便秘。又外感腹泻，桂枝汤加葛根、麻黄，葛根汤是也；外感便秘，桂枝加厚朴杏子汤是也。

桂枝加厚朴杏子汤

桂枝三两（去皮）　甘草二两（炙）　生姜三两（切）　芍药三两　大枣十二枚（擘）　厚朴二两（炙，去皮）　杏仁五十枚（去皮尖）

上七味，以水七升，微火煮取三升，去滓，温服一升，覆取微似汗。

注：麻子仁丸治肠燥便秘，用芍药、厚朴一尺、杏仁，加麻子仁、枳实、大黄，可与本方互参。

35．喘家，作桂枝汤，加厚朴杏子佳。

注：喘家，有似西医所谓肺气肿，此证外感多伤寒，即金匮厚朴麻黄汤证。若中风，桂枝汤加厚朴、杏仁。

36．太阳病，外证未解，不可下也，下之为逆。欲解外者，宜桂枝汤。

原文：太阳病，外证未解，不可下也，下之为逆，欲解外者，宜桂枝汤。

校：下之为逆后句号。外证未解，不可下也，下之为逆，此为法度。欲解外者，宜桂枝汤，此术也。

注：后云"脉浮数者，法当汗出而愈。若下之，身重、心悸者，不可发汗，当自汗出乃解。所以然者，尺中脉微，此里虚，须表里实，津液自和，便自汗出愈"。下之则虚里，表不能解。然医者何以下之？便秘也。桂枝汤可通便（详见太阴病篇），而麻黄抑制胃肠蠕动，可导致便秘，不宜。便秘可芍药加量，喘者再加厚朴、杏仁。外感为何便秘？西医所谓感冒后肾上腺素分泌增加，胃肠蠕动减弱，容易便秘，故尤多见于脾虚外感，即桂枝汤证也，中医所谓表里虚，津液不和也。以太阳为寒水之经，太阴主运化水湿，太阳中风，本脾虚，胃肠蠕动弱，再多见自汗，汗多则肠道水分过度吸收，容易便秘。此条言太阳病，未言太阳中风。若伤寒，仍可与桂枝汤，甚者桂枝二麻黄一汤。

37. 太阳病，先发汗不解，而复下之，脉浮者不愈。浮为在外，而反下之，故令不愈。今脉浮，故在外。解外则愈，宜桂枝汤。

原文：太阳病，先发汗不解，而复下之，脉浮者不愈。浮为在外，而反下之，故令不愈。今脉浮，故在外，当须解外则愈，宜桂枝汤。

校：故在外后句号。当须解外则愈不通，或当须解外，或解外则愈，考前有故令不愈，故当须二字为衍文，去之。

注：发汗不解，汗出不彻也，当再汗，宜桂枝汤。与"伤寒发汗已解，半日许复烦，脉浮数者，可更发汗，宜桂枝汤"互参。

38. 太阳病，先下之而不愈，因复发汗，以此表里俱虚，其人因致冒。冒家汗出自愈。所以然者，汗出表和故也。里未和，然后复下之。

原文：太阳病，先下而不愈，因复发汗，以此表里俱虚，其人因致冒，冒家汗出自愈。所以然者，汗出表和故也。里未和，然后复下之。

校：其人因致冒后句号。表里俱虚，其人因致冒，此为冒家病机。冒家汗出自愈，此为转归。所以然者，汗出表和故也，此述自愈之理。

注：太阳病便秘误下虚里（下之后乏力），再发汗（因下后里虚，本当桂枝汤，却以麻黄汤发汗）耗气虚表。冒家，素体头晕眩者。病机为何？表里俱虚，因致冒。里虚之人，服用麻黄剂，常晕厥也。至于汗出自愈，临床常见眩晕发作，汗出后缓解。汗出为何自愈，仲景以为汗出表和故也。仍便秘，此属里未和，可下之，与桂枝加芍药或桂枝加大黄汤，甚者小剂麻仁丸，中病即止。

39. 太阳病，下之后，其气上冲者，可与桂枝汤，方用前法。若不上冲者，不可与之。

注：参太阴病篇。不上冲者，中风多痞证，当半夏泻心汤辈；伤寒多结胸，当小陷胸汤辈。

40. 本发汗，而复下之，此为逆也。若先发汗，治不为逆。本先下之，而反汗之为逆。若先下之，治不为逆。

原文：本发汗，而复下之，此为逆也；若先发汗，治不为逆。本先下之，而反汗之，为逆；若先下之，治不为逆。

校：此为逆也与而反汗之为逆后均为句号。

注：参上条。虽误，因先对后错，病已去七八，不至酿成大祸，故不为逆。本发汗，而复下之，因外感所致便秘，发汗（麻黄）兴奋交感神经更易便秘，本当桂枝加厚朴杏子汤，却再下之，故用复。阳明腑实发热，本当先下之，而误以汗法退热，故用反。

41. 太阳病三日，已发汗，若吐、若下、若温针，仍不解者，此为坏病，桂枝不中与之也。观其脉证，知犯何逆，随证治之。

校：桂枝不中与之也，此倒装，意为桂枝与之不中也。

注：太阳病三日，发汗不解，当与桂枝汤再汗。若吐、若下、若温针，仍不解者，此为坏病。观其脉证，知犯何逆者，盖吐下伤里为虚，温针助阳为实，随证治之。

评：观其脉证，知犯何逆，此脉证反推病机也。随证治之，此病、脉、证、治，一气贯通也。

42. 太阳病，医发汗，遂发热、恶寒。因复下之，心下痞，表里俱虚，阴阳气并竭。无阳则阴独，复加烧针，因胸烦。面色青黄，肤瞤者，难治。今色微黄、手足温者，易愈。

原文：太阳病，医发汗，遂发热恶寒，因复下之，心下痞，表里俱虚，阴阳气并竭，无阳则阴独，复加烧针，因胸烦。面色青黄，肤瞤者，难治；今色微黄，手足温者，易愈。

校：恶寒后句号，阴阳气并竭后句号，无阳则阴独后逗号，因胸烦后句号。

注：太阳病，重发汗，伤阳气，虚其表，遂发热、恶寒、汗多，当桂枝加附子汤。医见发热、汗出，故下之，又伤脾胃，虚其里，心下则痞，故表里俱虚，阴阳气并竭。阴阳气并竭意为太阳阳经之气竭与太阴阴经之气竭。太阴太阳为开，卫外也。无阳则阴独，故恶寒。医者见

之，复加烧针，兴奋交感神经，故胸烦。面色青为寒，黄为脾虚，肤瞤动者难治。色微黄、手足温者，脾虚而已，易愈。

43. 伤寒，医下之，续得下利清谷不止。身疼痛者，急当救里。后身疼痛、清便自调者，急当救表。救里宜四逆汤，救表宜桂枝汤。

原文：伤寒，医下之，续得下利，清谷不止，身疼痛者，急当救里；后身疼痛，清便自调者，急当救表。救里宜四逆汤，救表宜桂枝汤。

校：下利后去逗号，清谷不止后句号，急当救里后句号。

注：伤寒，医下之，续得下利清谷不止。何故？必脾肾阳虚之人，此即太阴病篇所云其人胃气弱，易动故也。后身疼痛，何为后？四逆汤救里后，清便自调，然身疼痛不解，当救表，宜桂枝汤，故云后。

四逆汤

甘草二两（炙）　干姜一两半　附子一枚（生用，去皮，破八片）

上三味，以水三升，煮取一升二合，去滓，分温再服。强人可大附子一枚、干姜三两。

评：感冒初得，出现鼻炎症状，随后又腹泻者，急服一粒附子理中丸，再与荆防败毒颗粒，则感冒易愈。临床十分常见，唯庸医视而不见也。急救里，又截断法也。

强人可大附子一枚、干姜三两，可见姜、附走而不守，温阳拔肾，虚劳之人用之，实非长生之道。今扶阳之人，可谓知仲景乎？

44. 下利，腹胀满，身体疼痛者，先温其里，乃攻其表。温里宜四逆汤，攻表宜桂枝汤。

原文：下利腹胀满，身体疼痛者，先温其里，乃攻其表，温里宜四逆汤，攻表宜桂枝汤。

校：先温其里，乃攻其表，此为法。温里宜四逆汤，攻表宜桂枝汤，此为术。

注：较上条，多腹胀满。腹胀满当温里，虚胀也。身体疼痛当攻

表，此脾虚肌肉酸痛。

45. 病发热、头痛，脉反沉，若不差、身体疼痛，当救其里，宜四逆汤。

原文：病发热头痛，脉反沉，若不差，身体疼痛，当救其里。四逆汤方。

注：发热、头痛、脉反沉，此太（太阳，发热、头痛）少（少阴，脉沉）两感。"少阴病，始得之，反发热，脉沉者，麻黄细辛附子汤主之"，此条虽多身体疼痛，急救里。验之临床，非重症，麻黄细辛附子汤表里双解，似更稳妥。若不差，宜四逆汤。

七、自汗发热

46. 病常自汗者，此为营气和而外不谐，以卫气不共营气和谐故尔。以营行脉中、卫行脉外。复发其汗，营卫和则愈。宜桂枝汤。

原文：病常自汗出者，此为荣气和，荣气和者，外不谐，以卫气不共荣气谐和故尔。以荣行脉中，卫行脉外。复发其汗，荣卫和则愈。宜桂枝汤。

校：荣，以今人习惯，改营。"此为荣气和，荣气和者，外不谐"，不通，应为此为营气和而外不谐。外者，卫行脉外也。

注：桂枝汤又一病机，营卫不和。

47. 病人脏无他病，时发热自汗出而不愈者，此卫气不和也。先其时发汗则愈，宜桂枝汤。

原文：病人脏无他病，时发热自汗出而不愈者，此卫气不和也，先其时发汗则愈，宜桂枝汤。

校：此卫气不和也后为句号，前句为病证，后句为治法。

注：先其时发汗，此截断法。

48. 若其人脉浮紧、发热汗不出者，桂枝汤不可与之也。常须识此，勿令误也！

原文：桂枝本为解肌，若其人脉浮紧，发热汗不出者，不可与之也。常须识此，勿令误也。

注：此三条论自汗发热，前两条非外感，后一条为外感后遗症。

评：概念需明确其内涵与外延，即何为是（内涵），何为不是（外延）。太阳病，发热、汗出、恶风，脉缓者，名为中风，此为中风之内涵；若其人脉浮紧、发热汗不出者，不可与也，此为明确中风之外延。惜今人以象思维沾沾自喜，仲景之逻辑亡矣。

八、桂枝汤禁忌

49. 若酒客病，不可与桂枝汤。得之则呕，以酒客不喜甘故也。

注：酒客多湿热，桂枝不可。嗜酒之人外感，少用桂枝汤。

50. 凡服桂枝汤吐者，其后必吐脓血也。

注：肺脓肿，误作桂枝汤证。《金匮要略》："问曰：病咳逆，脉之何以知此为肺痈？当有脓血，吐之则死，其脉何类？师曰：寸口脉微而数，微则为风，数则为热；微则汗出，数则恶寒。风中于卫，呼气不入；热过于营，吸而不出。风伤皮毛，热伤血脉。风舍于肺，其人则咳，口干，喘满，咽燥不渴，时唾浊沫，时时振寒。热之所过，血为之凝滞，蓄结痈脓，吐如米粥。始萌可救，脓成则死。"

评：肺脓肿初起有表证，多汗，易误作桂枝证。后人不解其意，乃云"桂枝下咽，阳盛立毙"，习中医者多信以为真，言之太过乎？

九、解肌

51. 桂枝本为解肌也。

原文：桂枝本为解肌，若其人脉浮紧，发热汗不出者，不可与之也。常须识此，勿令误也。

校：桂枝本为解肌后加也字，后改为句号。

注：桂枝汤的基本疗效，除了解表、健脾、和营卫，还有解肌，故

可用于全身多处肌肉紧张、痉挛之病。由此可知伤寒项背强几几乃桂枝汤加麻黄、葛根，而非麻黄汤加葛根也。

52. 服桂枝汤，或下之，仍头项强痛，翕翕发热、无汗、心下满微痛、小便不利者，桂枝去桂加茯苓白术汤主之。

原文：服桂枝汤，或下之，仍头项强痛，翕翕发热，无汗，心下满微痛，小便不利者，桂枝去桂加茯苓白术汤主之。

注：心下满微痛，胆囊炎，头项强痛，见于右侧者为胆囊牵涉痛。故本证多见于慢性胆囊炎急性发作。《金匮要略》云："见肝之病，知肝传脾，当先实脾。"所云即是此虚证，实证宜大柴胡汤。本方去大枣、甘草，加附子为真武汤，二方利水，一在少阳太阴，一在少阴。少阳何以行水？三焦为液道也。脾虚夹饮，去桂加茯苓、白术。方中有芍药、甘草，可解除胆囊括约肌痉挛，去心下满微痛也。此方加柴胡、当归，即后世之逍遥散。

桂枝去桂加茯苓白术汤

芍药三两　甘草二两（炙）　生姜（切）　茯苓　白术各三两　大枣十二枚（擘）

上六味，以水八升，煮取三升，去滓，温服一升，小便利则愈。本云，桂枝汤今去桂枝，加茯苓、白术。

评：胆囊炎急性发作、小便不利者，湿重，为虚证，当利小便，桂枝去桂加茯苓白术汤；大便不利者，热重，为实证，宜大柴胡汤。若二便利，无明显湿、热者，宜柴胡桂枝汤。

53. 发汗后，身疼痛，脉沉迟者，桂枝加芍药生姜各一两人参三两新加汤主之。

注：治、证、脉。沉迟脉，除了少阴阳虚、阳明腑实，即此条也。外感一身肌肉疼痛，若非风湿、湿热，即是脾虚，脾主肌肉故也。宜加芍药止痛、生姜解表、人参健脾。

桂枝加芍药生姜各一两人参三两新加汤

桂枝三两（去皮）　芍药四两　甘草二两（炙）　人参三两　大枣十二枚（擘）　生姜四两

上六味，以水一斗二升，煮取三升，去滓，温服一升。本云桂枝汤，今加芍药、生姜、人参。

评：桂枝汤，止痛加芍药；发表加生姜，甚者加麻黄；平喘加厚朴、杏仁；通便加芍药、厚朴、杏仁，甚者加大黄；止泻加麻黄、葛根，亦治项强；补气加人参；温阳加附子，大抵如此。余又补气加黄芪，健脾加白术，疏风加防风，汗多加龙骨、牡蛎。盖桂枝汤解肌，治小腿腓肠肌痉挛。然此证有汗多导致电解质紊乱者，亦有低钙者。至于气虚多汗，亦加仙鹤草补气。荣（营）弱者，加鸡血藤则此方更效。

54. 太阳病，发汗，遂漏不止。其人恶风、小便难、四肢微急、难以屈伸者，桂枝加附子汤主之。

原文：太阳病，发汗，遂漏不止，其人恶风，小便难，四肢微急，难以屈伸者，桂枝加附子汤主之。

校：遂漏不止后句号。恶风、小便难、四肢微急、难以屈伸对举，当为顿号。

注：汗多则尿少，汗多电解质丢失，故四肢微急、难以屈伸。此方治麻黄汤发汗后漏汗甚效。此证有失眠者，参大青龙汤后评。

桂枝加附子汤

桂枝三两（去皮）　芍药三两　甘草三两（炙）　生姜三两（切）　大枣十二枚（擘）　附子一枚（炮，去皮，破八片）

上六味，以水七升，煮取三升，去滓，温服一升。本云，桂枝汤今加附子。将息如前法。

55. 伤寒脉浮，自汗出、小便数、心烦、微恶寒、脚挛急，反与桂枝汤以攻其表，此误也。得之便厥、咽中干。烦躁吐逆者，作甘草干姜汤与之，以复其阳；若厥愈足温者，更作芍药甘草与之，其脚即伸；若胃气不和谵语者，少与调胃承气汤；若重发汗复加烧针者，四逆汤主之。问曰：证象阳旦，按法治之而增剧，厥逆、咽中干、两胫拘急而谵语。师言夜半手足当温、两脚当伸。后如师言，何以知此？答曰：寸口脉浮而大，浮则为风，大则为虚。风则生微热，虚则两胫挛。病形象桂枝，因加附子参其间，增桂令汗出。附子温经，亡阳故也，厥逆、咽中干、烦躁。阳明内结，谵语烦乱。更饮甘草干姜汤，夜半阳气还，两足当温。胫尚微拘急，重与芍药甘草汤，尔乃胫伸。以承气汤微溏，则止其谵语。故知病可愈。

原文：伤寒脉浮，自汗出，小便数，心烦，微恶寒，脚挛急，反与桂枝欲攻其表，此误也。得之便厥，咽中干，烦躁，吐逆者，作甘草干姜汤与之，以复其阳；若厥愈足温者，更作芍药甘草汤与之，其脚即伸；若胃气不和，谵语者，少与调胃承气汤；若重发汗，复加烧针者，四逆汤主之。

原文：问曰：证象阳旦，按法治之而增剧，厥逆，咽中干，两胫拘急而谵语。师曰：言夜半手足当温，两脚当伸，后如师言，何以知此？答曰：寸口脉浮而大，浮为风，大为虚，风则生微热，虚则两胫挛，病形象桂枝，因加附子参其间，增桂令汗出，附子温经，亡阳故也。厥逆咽中干，烦躁，阳明内结，谵语烦乱，更饮甘草干姜汤，夜半阳气还，两足当热，胫尚微拘急，重与芍药甘草汤，尔乃胫伸，以承气汤微溏，则止其谵语，故知病可愈。

校：自汗出、小便数、心烦、微恶寒、脚挛急对举，当为顿号。此误也后句号，咽中干后句号。厥逆、咽中干、两胫拘急而谵语对举，当为顿号。师曰言，曰为衍文，当去之。夜半手足当温、两脚当伸对举，当为顿号。厥逆、咽中干、烦躁对举，当为顿号，后为句号。谵语烦乱、两足当温、尔乃胫伸、则止其谵语后均为句号。

注：伤寒脉浮，自汗、小便数、心烦、微恶寒、脚挛急，以其寸口脉浮而大，浮则为风，大则为虚（大而无力为脾虚之脉，《金匮要略》有"脉大为劳"之语）。风则生微热（中风多低热，壮热者桂枝汤多不宜），虚则两胫挛（脾主肌肉，虚则木来克土，故两胫挛）。反与桂枝

汤以攻其表，此误也。何以故？病证像桂枝证，因加附子参其间，增桂令汗出。附子温经，亡阳故也，得之便厥、咽中干、烦躁。为何加附子参其间？因两胫挛，如上条云"太阳病，发汗，遂漏不止。其人恶风、小便难、四肢微急、难以屈伸者，桂枝加附子汤主之"。本条多小便数、心烦而无漏汗，故非阳虚。心烦者，肝郁也。

重发汗，伤阳气。夜半阳气还，两足当温，两脚当伸。本心烦，加附子更烦躁。烦躁吐逆者，作甘草干姜汤与之，以复其阳。干姜镇静，阳虚烦躁可也。胫尚微拘急，重与芍药甘草汤，尔乃胫伸。附子温阳，大便不出，阳明内结，谵语烦乱。少与承气汤微溏，则止其谵语。何故？脾虚之人，胃气弱，易动故也。设当行大黄、芍药者，宜减之，见太阴病篇。

甘草干姜汤

甘草四两（炙）　干姜二两

上二味，以水三升，煮取一升五合，去滓，分温再服。

芍药甘草汤

白芍药　甘草（炙）　各四两

上二味，以水三升，煮取一升五合，去滓，分温再服。

调胃承气汤

大黄四两（去皮，清酒洗）　甘草二两（炙）　芒硝半升

上三味，以水三升，煮取一升，去滓，内芒硝，更上火微煮令沸，少少温服之。

评：白芍药解痉，与炙甘草相须。大法有二，其一加桂枝、炙甘草、生姜、大枣辈健脾，以脾主肌肉也，方如桂枝汤、桂枝加芍药汤、桂枝加附子汤、小建中汤等。其二加柴胡、枳实疏肝理气，以肝主疏泄也，方如四逆散、大柴胡汤。

桂枝汤传经，或因里热，尤多肝郁脾虚之人；或因发汗不彻，脾虚为主。余常于桂枝汤加黄芩3克、6克、9克，使不化热，从少阳截断，不传阳明也。

《金匮要略》云："产后风，续之数十日不解，头微痛，恶寒，时

时有热，心下闷，干呕，汗出。虽久，阳旦证续在耳，可与阳旦汤。"考《外台秘要》引《古今录验》，阳旦汤乃桂枝汤加黄芩。此肝郁脾虚之人外感，当与桂枝汤加黄芩，反与桂枝加附子汤，因而变证丛生。

桂枝汤或加黄芩，或加附子，此又阴阳两极也。余常见脾肾阳虚又肝气郁结之人，外感后在此诸证转换。

又：此属阳虚外感热邪（多细菌感染，阳虚体质之人发炎）之分治法。余本懒人，创一合治之法，即上四方合黄芩汤、泻心汤、大黄附子汤，七剑归一，名回阳救急汤，奇效。方用：

附子3～9克　干姜3～6克　细辛3克　炙甘草6～9克　芍药6～9克　黄芩3～6克　大黄3～6克　黄连3～6克

56．下之后，复发汗，昼日烦躁不得眠，夜而安静。不呕、不渴、无大热、无表证，脉沉微者，干姜附子汤主之。

原文：下之后，复发汗，昼日烦躁不得眠，夜而安静，不呕，不渴，无表证，脉沉微，身无大热者，干姜附子汤主之。

校：夜而安静后句号。身无大热者提前简化为无大热，以便理解。不呕、不渴、无大热、无表证对举，当为顿号。

注：昼日烦躁不得眠，夜而安静，西医所谓抑郁症晨重夜轻。不呕、不渴、身无大热，不见阳明热证；又无太阳表证，脉沉微者属少阴，干姜附子汤主之。若见太阳证，麻黄附子甘草亦效。故干姜附子汤主治：昼日烦躁、夜而安静；四禁忌：不呕、不渴、无大热、无表证；其脉：沉微。

干姜附子汤

干姜一两　附子一枚（生用，去皮，切八片）

上二味，以水三升，煮取一升，去滓，顿服。

评：栀子豉汤—栀子干姜汤—干姜附子汤皆除烦，由寒而热也。

十、内陷少阴

57．太阳病，下之后，脉促、胸满者，桂枝去芍药汤主之。若微恶寒者，桂枝去芍药加附子汤主之。

原文：太阳病，下之后，脉促胸满者，桂枝去芍药汤主之（促，一作纵）。若微寒者，桂枝去芍药加附子汤主之。

校：脉促、胸满对举，当为顿号。

注：脉促，西医所谓早搏。心病，此阳刚之地，去芍药之柔。恶寒，则又肾阳不足，加附子。本条与上条同加附子，本条因心病去芍药。

桂枝去芍药汤

桂枝三两（去皮）　甘草二两（炙）　生姜三两（切）　大枣十二枚（擘）

上四味，以水七升，煮取三升，去滓，温服一升。本云，桂枝汤今去芍药。将息如前法。

桂枝去芍药加附子汤

桂枝三两（去皮）　甘草二两（炙）　生姜三两（切）　大枣十二枚（擘）　附子一枚（炮、去皮，破八片）

上五味，以水七升，煮取三升，去滓，温服一升。本云，桂枝汤今去芍药加附子。将息如前法。

58. 伤寒，脉促，手足厥逆者，可灸之。

原文：伤寒脉促，手足厥逆，可灸之（促，一作纵）。

注：此条本桂枝去芍药加附子汤证，可灸之，针药同理故也。灸何处？膻中穴即效。

59. 太阳病，桂枝证，医反下之，利遂不止。脉促者，表未解也。喘而汗出者，葛根黄芩黄连汤主之。

原文：太阳病，桂枝证，医反下之，利遂不止，脉促者，表未解也；喘而汗出者，葛根黄芩黄连汤主之（促，一作纵）。

校：利遂不止后句号，表未解也后句号。

注：太阳病，桂枝证，医反下之，利遂不止，桂枝证脾虚故也。太阴病篇云："太阴为病，脉弱，其人续自便利，设当行大黄、芍药者，

宜减之，以其人胃气弱，易动故也。"脉促者，西医所谓早搏，表未解也。何故？内陷少阴，发生病毒性心肌炎。若心衰，喘而汗出，此条中风内陷，化为热证；上条伤寒内陷，化为寒证。上条本葛根汤，或后世荆防败毒散。本条本桂枝汤，或后世人参败毒散，误下虚里，不能汗出而解。"太阳病，桂枝证，医反下之，利遂不止"，可与"太阳病，发汗，遂漏不止"，互参。

葛根黄芩黄连汤

葛根半斤　甘草二两（炙）　黄芩三两　黄连三两

上四味，以水八升，先煮葛根，减二升，内诸药，煮取二升，去滓，分温再服。

评：陈达夫以酒客多湿热，阳明化热不宜白虎汤，当本方或后世白虎加苍术汤，一语中的。

葛根黄芩黄连汤与泻心汤此对方也。一热重，大便秘结，用大黄。一湿重，便溏不爽，用葛根。二者之别，温热、湿热不同也。

十一、麻桂合方

60. 太阳病，得之八九日，如疟状，一日二三度发。若形似疟，一日再发者，汗出必解，宜桂枝二麻黄一汤。

原文：太阳病，得之八九日，如疟状，发热恶寒，热多寒少，其人不呕，清便欲自可，一日二三度发。脉微缓者，为欲愈也；脉微而恶寒者，此阴阳俱虚，不可更发汗、更下、更吐也；面色反有热色者，未欲解也，以其不能得小汗出，身必痒，宜桂枝麻黄各半汤。

原文：服桂枝汤，大汗出，脉洪大者，与桂枝汤如前法。若形似疟，一日再发者，汗出必解，宜桂枝二麻黄一汤。

校：一日二三度发，从下条清便欲自可后提前，其后为句号。若形如疟，一日再发者，汗出必解，宜桂枝二麻黄一汤，提前至此。

注：本方治太阳病一日二三度发者。汗出必解，可见此证无汗。时发热，用桂枝，无汗加麻黄。前云桂枝汤禁忌"若其人脉浮紧、发热汗不出者，不可与也"，此虽无汗，加麻黄即可。再如葛根汤，亦无

汗，桂枝汤加麻黄、葛根也。原文有"热多寒少，其人不呕，清便欲自可"，热多寒少，恐有化热，宜桂枝二越婢一汤，然其人不呕，清便欲自可，可知未化热，发表而已。

桂枝二麻黄一汤

桂枝一两十七铢（去皮）　芍药一两六铢　麻黄十六铢（去节）　生姜一两六铢（切）　杏仁十六个（去皮尖）　甘草一两二铢（炙）　大枣五枚（擘）

上七味，以水五升，先煮麻黄一二沸，去上沫，内诸药，煮取二升，去滓，温服一升，日再服。本云，桂枝汤二分，麻黄汤一分，合为二升，分再服。今合为一方，将息如前法。

评：余此证每于桂枝汤加防风二三钱，更为平稳。

61. 面色反有热色者，未欲解也，以其不能得小汗出，身必痒，宜桂枝麻黄各半汤。

注：身必痒，可见过敏体质外感宜此方，又治过敏。桂枝汤抗过敏，加麻黄，则抗过敏作用增强。本条接前"太阳病，得之八九日，如疟状，一日二三度发"，又见面红，则麻黄加量。验之临床，余对太阳病一日二三度发热汗不出者，与桂枝汤加3克麻黄，面红者加5克麻黄，咳嗽再加杏仁数克。此证若用麻黄汤，汗出热退后必再热。何故？西医所谓体温调节中枢功能紊乱，桂枝汤可调节也。

桂枝麻黄各半汤

桂枝一两十六铢（去皮）　芍药　生姜（切）　甘草（炙）　麻黄（去节）各一两　大枣四枚（擘）　杏仁二十四枚（汤浸，去皮尖及两仁者）

上七味，以水五升，先煮麻黄一二沸，去上沫，内诸药，煮取一升八合，去滓，温服六合。本云，桂枝汤三合，麻黄汤三合，并为六合，顿服。将息如上法。

62. 太阳病，发热恶寒、热多寒少，宜桂枝二越婢一汤方。

原文：太阳病，发热恶寒，热多寒少。脉微弱者，此无阳也，不可发汗，宜桂枝二越婢一汤。

校：脉微弱者，此无阳也，不可发汗，另起一条，以便今人理解。

注：参前条"发热、恶寒、热多寒少，其人不呕、清便欲自可、脉微缓者，为欲愈也"，可知此条小便黄，太阳阳明同病，故用石膏，此热多非太阳可解。若小便清者，不在阳明也。其脉定非微弱，否则不可发汗。中风本低热，即前云："寸口脉浮而大，浮则为风，大则为虚。风则生微热，虚则两胫挛。"高热者加麻黄，小便黄，再加石膏。

桂枝二越婢一汤

桂枝（去皮）　芍药　麻黄　甘草（炙）各十八铢　大枣四枚（擘）　生姜一两二铢（切）　石膏二十四铢（碎，绵裹）

上七味，以水五升，煮麻黄一二沸，去上沫，内诸药，煮取二升，去滓，温服一升。本云，当裁为越婢汤、桂枝汤合之，饮一升。今合为一方，桂枝汤二分，越婢汤一分。

十二、太阳伤寒

63. 太阳病，头痛、发热、身痛、腰痛、骨节疼痛、恶风、无汗而喘者，麻黄汤主之。

原文：太阳病，头痛发热，身疼腰痛，骨节疼痛，恶风无汗而喘者，麻黄汤主之。

校：头痛、发热、身痛（疼改痛）、腰痛、骨节疼痛、恶风、无汗而喘，诸证对举，当为顿号。

注：麻黄合桂枝，解热镇痛（头痛、身痛、腰痛、骨节疼痛），必无汗。麻黄又平喘、镇痛、平喘为其长。又前述风则生微热，桂枝汤高热不宜。高热者，在太阳加麻黄，阳明加石膏。又汗出而喘者，太阳桂枝加厚朴杏子汤，阳明麻黄杏仁甘草石膏汤。

麻黄汤

麻黄三两（去节）　桂枝二两（去皮）　甘草一两（炙）　杏仁七十个（去皮尖）

上四味，以水九升，先煮取麻黄，减二升，去上沫，内诸药，煮取二升半，去滓，温服八合。覆取微似汗，不须啜粥，余如桂枝法将息。

评：《金匮要略》云："太阳病，关节疼痛而烦，脉沉而细者，此名湿痹。"湿痹与伤寒皆关节疼痛，然伤寒脉浮紧，湿痹脉沉细也。沉为在里，阳虚故也，细则为湿。《金匮要略》又云："风湿相搏，骨节疼烦，掣痛不得伸屈，近之则痛剧，汗出短气，小便不利，恶风不欲去衣，或身微肿者，甘草附子汤主之。"故湿痹可与甘草附子汤。若寒痹则无汗出，可与桂枝芍药知母汤辈。知母消肿，故本方无须寒热错杂。

后云："伤寒，八九日，风湿相搏，身体痛烦、不能自转侧，不呕、不渴，脉浮虚而涩者，桂枝附子汤主之。"故湿痹亦有脉浮者，其脉浮虚而涩者，此风湿相搏而风盛者，与甘草附子汤相比，一湿盛，一风盛，故一用白术除湿，一用姜、枣固表。

《金匮要略》云："病者一身尽疼，发热，日晡所剧者，名风湿。此病伤于汗出当风，或久伤取冷所致也。可与麻黄杏仁薏苡甘草汤。"此为疱疹病毒感染导致传染性单核细胞增多症，舌苔白腻，一身尽痛。病者发热，日晡潮热。

64.脉浮者，病在表，可发汗。脉浮而数者，可发汗。脉浮数者，法当汗出而愈。

原文：脉浮者，病在表，可发汗，宜麻黄汤。

原文：脉浮而数者，可发汗，宜麻黄汤。

原文：脉浮数者，法当汗出而愈。若下之，身重心悸者，不可发汗，当自汗出乃解。所以然者，尺中脉微，此里虚，须表里实，津液自和，便自汗出愈。

校：第一处宜麻黄汤去之更易理解。若深究，桂枝汤证脉缓，每分钟60～70次，体温增加1℃，脉搏增加10次，而桂枝汤证常见低热，体温多38℃上下，故数脉并不明显。第二处宜麻黄汤或可保留，与第一处宜麻黄汤又为对举，亦可保留。然为学者理解方便，今去之。

注：此必汗出、热退、脉静。

65. 脉浮紧者，法当身疼痛。宜以汗解之。

原文：脉浮紧者，法当身疼痛，宜以汗解之。假令尺中迟者，不可发汗。何以知然？以荣气不足，血少故也。

校：法当身疼痛后句号，前为脉证，后为治法。

注：身痛为伤寒所常见，其脉必紧，浑身拘急而痛，寒性收引故也。中风则见一身肌肉酸痛。如发汗后，身疼痛，脉沉迟者，桂枝加芍药生姜各一两人参三两新加汤主之。

评：细密如斯，诚为医圣也。

66. 脉浮，无汗而喘者，发汗则愈，宜麻黄汤。

原文：阳明病，脉浮，无汗而喘者，发汗则愈，宜麻黄汤。

校：去阳明病三字。

注：麻黄平喘。汗出而喘，无大热者，麻黄杏仁甘草石膏汤，此无汗而喘，脉浮在表，麻黄汤。

评：宋版原文为"阳明病，脉浮，无汗而喘者，发汗则愈，宜麻黄汤"。阳明病三字为衍文。王叔和将此条移入阳明病篇，后人更不知所云。虽不知所云，注家却又众说纷纭。悲乎，仲景驾鹤去，万古如长夜。余不忍，乃续貂也。

《金匮要略》云："湿家，身烦疼，可与麻黄加术汤，发其汗为宜，慎不可以火攻之。"此湿盛之人伤寒，加术。又云："病者一身尽疼，发热日晡所剧者，此名风湿之病，伤于汗出当风，或久伤取冷所致也，可与麻黄杏仁薏苡甘草汤。"此条似西医所谓传染性单核细胞增多证，因疱疹病毒感染，易误诊为太阳伤寒，然舌苔白腻，一身疼痛，下午热甚，可以鉴别。细查可触及浅表淋巴结肿大，甚者肝脾肿大，此证不愈，潜伏多年，日久易患鼻咽癌、淋巴瘤等。当麻黄杏仁薏苡甘草汤治之，重用薏苡仁，与麻黄加术汤区别在于发热日晡所剧。

67. 喘而胸满者，不可下，宜麻黄汤。

原文：太阳与阳明合病，喘而胸满者，不可下，宜麻黄汤。

校：宋版此条前有"太阳与阳明合病"，去之。

注：后云："病发于阳，而反下之，热入因作结胸。病发于阴，而反下之，因作痞也。所以成结胸者，以下之太早故也。"伤寒，病发于阳，下之太早，必成结胸。外感后交感神经兴奋，胃肠蠕动减弱，一二日不大便，医者以为太阳与阳明合病，故下之。后云："阳明病，脉迟。虽汗出不恶寒者，其身必重，短气腹满而喘。手足濈然而汗出者，此大便已硬也，大承气主之。若汗多、微发热、恶寒者，外未解也。有潮热者，此属阳明也。其热不潮，未可与承气汤。"故手足濈然而汗出者，此大便已硬也。短气腹满而喘非本条所谓喘而胸满者，一腹满，一胸满，一在阳明，一在太阳也。又云："问曰：何缘得阳明病？答曰：太阳病，若发汗、若下、若利小便，此亡津液，胃中干燥，因转属阳明。不更衣、内实，大便难者，此名阳明也。"不更衣，指二三日不大便；内实，指大便硬；大便难，排便困难也。太阳病因交感神经兴奋，胃肠蠕动抑制，一二日不大便，然大便不硬，排便不难，不可攻阳明，汗出则解。若下之，即成结胸也。

68. 太阳病，十日已去，脉浮细而嗜卧者，外已解也。设令胸满胁痛者，与小柴胡汤。脉但浮者，与麻黄汤。

注：后有："伤寒脉弦细，头痛发热者，属少阳。"若胸满胁痛者，少阳的证备，嗜卧为默默之意。验之临床，太阳病若见少阳证，小柴胡汤均有佳效，初起亦可加荆芥、防风辈。太阳病，十日，脉但浮者，仍可与麻黄汤，参下条。

小柴胡汤

柴胡半斤　黄芩三两　人参三两　半夏半升（洗）　甘草（炙）　生姜（切）各三两　大枣十二枚（擘）

上七味，以水一斗二升，煮取六升，去滓，再煎取三升，温服一升，日三服。若胸中烦而不呕者，去半夏、人参，加瓜蒌实一枚；若渴，去半夏，加人参合前成四两半、瓜蒌根四两；若腹中痛者，去黄芩，加芍药三两；若胁下痞鞕，去大枣，加牡蛎四两；若心下悸、小便不利者，去黄芩，加茯苓四两；若不渴，外有微热者，去人参，加桂枝三两，温覆微汗愈；若欬者，去人参、大枣、生姜，加五味子半升、干姜二两。

评：太阳病，久不解，一为汗出不彻，一为兼少阳，一为夹湿邪，一为伴阳虚。

十三、伤寒自衄

69. 太阳病，脉浮紧，无汗、发热、身疼痛，八九日不解、表证仍在，此当发其汗，麻黄汤主之。服药已微除，其人发烦、目瞑，剧者必衄，衄乃解。所以然者，阳气重故也。

原文：太阳病，脉浮紧，无汗，发热，身疼痛，八九日不解，表证仍在，此当发其汗。服药已微除，其人发烦目瞑，剧者必衄，衄乃解。所以然者，阳气重故也。麻黄汤主之。

校：麻黄汤主之提前。无汗、发热、身疼痛对举，八九日不解、表证仍在并列，发烦、目瞑对举，均应顿号。

注：八九日不解、表证仍在，未传经也，仍可发汗。服药已微除，其人发烦、目瞑，剧者必衄，此麻黄汤扩张鼻黏膜血管（与麻黄汤扩张血管出汗带走体温退热的机理相同），血管脆性大者容易出血。所以然者，阳气重故也。此证可加石膏，则不易出血。因白虎汤治脉洪大，可以收缩血管，降低血流，防止出血。

70. 太阳病，脉浮紧，发热、身无汗。自衄者愈。

原文：太阳病，脉浮紧，发热，身无汗，自衄者，愈。

校：身无汗后句号。发热、身无汗对举，当为顿号。

注：全身体表血管扩张，出汗带走体温，进而退热，这是机体退热的机理。脉紧，血管收缩，今自衄，说明鼻黏膜血管扩张，随后体温因全身体表血管扩张而退，故愈。此所谓血解。

评：自衄者愈，所谓血解，古今不明其理，神乎其神，玄乎其玄，越解越远。

71. 伤寒，脉浮紧，不发汗，因致衄者，麻黄汤主之。

原文：伤寒脉浮紧，不发汗，因致衄者，麻黄汤主之。

注：自衄不解者，再投以麻黄汤。补充上条。

72. 脉浮发热，口干鼻燥，能食者，则衄。

原文：脉浮发热，口干鼻燥，能食者则衄。

校：能食者后逗号。

注：伤寒鼻水本多，今口干鼻燥者衄。浮者，外周血管位置表浅，发热血管扩张，再加口干鼻燥，故易衄。能食者不脾虚，多伤寒。

十四、伤寒下利

73. 太阳病，项背强几几、无汗、恶风者，葛根汤主之。

原文：太阳病，项背强几几，无汗恶风，葛根汤主之。

校：项背强几几、无汗、恶风者为对举，当为顿号。

注：桂枝汤解肌，复加麻黄、葛根。此方麻黄兴奋，桂枝镇静，减轻麻黄作用，治失眠、心悸。麻黄升高血压，葛根降低血压，互为拮抗之，防止肝阳暴张也。麻黄出表，芍药敛之，不至于大汗也。

葛根有拟雌激素样作用，故此乃美容丰胸第一药也，可合青娥丸，又治多囊卵巢综合征。又麻黄扩张瞳孔，葛根升清，增加视网膜供血，可明目也，又治黄斑病变。方中桂枝汤解肌，故治假性近视、屈光不正，以及颈椎病。治疗颈椎病可加狗脊通督。加附子，为麻黄附子甘草汤，治太少两感证。盖附子、芍药、甘草为芍药甘草附子汤，治发汗后反恶寒，以阳虚之人，用葛根汤发表，反易恶寒也。

葛根汤

葛根四两　麻黄三两（去节）　桂枝二两（去皮）　生姜三两（切）　甘草二两（炙）　芍药二两　大枣十二枚（擘）

上七味，以水一斗，先煮麻黄、葛根，减二升，去白沫，内诸药，煮取三升，去滓，温服一升。覆取微似汗，余如桂枝法将息及禁忌。诸汤皆仿此。

评：《黄帝内经》云："黄帝曰：病而目不得视者，何气使然？岐伯曰：卫气留于阴，不得行于阳。留于阴则阴气盛，阴气盛，则阴跷满，不得入于阳，则阳气虚，故目闭也。"又云："筋骨血气之精，而与脉并为系，上属于脑后，出于项中。故邪中于项，因逢其身之虚，其入深则随眼系，以入于脑。入于脑则脑转，脑转则引目系急，目系急则目眩以转矣。"今世之医，不深研中医，妄言内经、伤寒两端。然不读内经，何以知发表之葛根汤可治眼疾？

74．伤寒，四五日，腹中痛，若转气下趋少腹者，此欲自利也。

原文：伤寒四五日，腹中痛，若转气下趋少腹者，此欲自利也。

校：伤寒后逗号，下同。

注：参后条。

75．太阳病，自下利，葛根汤主之。不下利、但呕者，葛根加半夏汤主之。

原文：太阳与阳明合病者，必自下利，葛根汤主之。

原文：太阳与阳明合病，不下利但呕者，葛根加半夏汤主之。

校：因下利，王叔和与阳明病做类证鉴别，故有太阳与阳明合病者之语，今去之。

注：多轮状病毒性肠炎，小儿多见，名秋泻。治不及时，易发生病毒性心肌炎，见葛根黄芩黄连汤条。此证又有名直中者。麻黄抑制胃肠蠕动，可止泻。

葛根加半夏汤

葛根四两 麻黄三两（去节） 甘草二两（炙） 芍药二两 桂枝二两（去皮） 生姜二两（切） 半夏半升（洗） 大枣十二枚（擘）

上八味，以水一斗，先煮葛根、麻黄，减二升，去白沫，内诸药，煮取三升，去滓，温服一升。覆取微似汗。

76．下利，有微热而渴，脉弱者，今自愈。下利，脉数，有微热、汗出，今自愈。设复紧，为未解。

原文：下利，有微热而渴，脉弱者，今自愈。

原文：下利，脉数，有微热汗出，今自愈，设复紧为未解。

校：有微热、汗出对举，当为顿号。设复紧后逗号。

注：下利脱水故渴，血容量不足故脉弱。微热者，阳气出表，法当汗出而脉数。脉紧者，发热脉数为表证也，可与葛根汤。

十五、青龙汤证

77. 太阳伤寒，脉浮紧，发热恶寒、身疼痛、不汗出而烦躁者，大青龙汤主之。若脉微弱，汗出而恶风者，此为中风，不可服。服之则厥逆，筋惕肉瞤，此为逆也。

原文：太阳中风，脉浮紧，发热恶寒，身疼痛，不汗出而烦躁者，大青龙汤主之。若脉微弱，汗出恶风者，不可服之。服之则厥逆，筋惕肉瞤，此为逆也。

校：发热恶寒、身疼痛、不汗出而烦躁者对举，当为顿号。不可服后句号。太阳中风有脱落，当为太阳伤寒，中风当在汗出恶风后。

注：麻黄汤证见烦躁，即是大青龙汤。中风不可服之，服之则厥逆，筋惕肉瞤，此为逆也。西医认为麻黄兴奋交感神经，中风证本属交感虚性亢进（发热汗出），不可以麻黄发汗，石膏伤脾也。

大青龙汤

麻黄六两（去节）　桂枝二两（去皮）　甘草二两（炙）　杏仁四十枚（去皮尖）　生姜三两（切）　大枣十枚（擘）　石膏如鸡子大（碎）

上七味，以水九升，先煮麻黄，减二升，去上沫，内诸药，煮取三升，去滓，温服一升，取微似汗。汗出多者，温粉粉之。一服汗者，停后服。若复服，汗多亡阳遂虚，恶风烦躁，不得眠也。

评：此又多见内热之人感受伤寒也，发表清里，一并治之。发表以重剂，否则汗出不彻，必转阳明。又重用麻黄，多致心率增快，脉因此变数；心收缩增强，脉因此洪大，此石膏皆可反佐，以阳明病，脉洪大数，投之白虎可解故也。重剂麻黄，又易致大汗，佐以石膏，则汗不至于流离。若复服，汗多亡阳遂虚，当与桂枝加附子汤，此证恶风烦躁，不得眠也，可见桂枝加附子汤可治伴多汗之失眠。

《金匮要略》云："风水，恶风，一身悉肿，脉浮不渴，续自汗出，无大热，越婢汤主之。"续自汗出，无大热，故不用桂枝。此处与麻黄杏仁甘草石膏汤相同。因麻黄无桂枝，则无明显发汗退热作用。此属表，若在里，附子无姜不热。余治水肿，不汗出者，用大青龙汤，发表行水作用比越婢汤大大增强，加减法同越婢汤，或加术，甚者再入附子。亦可于越婢汤加入桂枝，必无汗者方可用之。

大青龙汤重用麻黄，加桂枝、干姜、大枣，轻用石膏监制麻黄、桂枝，乃发表重剂，此太阳病方。麻黄杏仁甘草石膏汤用麻黄、杏仁止咳平喘，石膏清热，此阳明病方。若大热，加知母可也。

78. 伤寒，脉浮紧，身不痛、但重，乍有轻时。无少阴证者，大青龙汤发之。

原文：伤寒脉浮缓，身不疼但重，乍有轻时，无少阴证者，大青龙汤发之。

校：脉浮缓改脉浮紧。乍有轻时后句号。

注：前云："脉浮紧者，法当身疼痛。宜以汗解之。"今身不痛、但重，乍有轻时，属于大青龙汤证。然少阴病常见身重（多西医所谓抑郁症，常用麻黄附子甘草汤），不可用大青龙汤。

79. 伤寒，表不解，心下有水气，干呕、发热而咳，或渴，或利，或噎，或小便不利、少腹满，或喘者，小青龙汤主之。

原文：伤寒表不解，心下有水气，干呕发热而咳，或渴，或利，或噎，或小便不利、少腹满，或喘者，小青龙汤主之。

校：伤寒后逗号。干呕、发热为对举，当加顿号。或小便不利、少腹满，加顿号。

注：伤寒为病，表不解、心下有水气，为病机，此属伤寒夹饮证。以

太阳为寒水之经，多夹饮。中风夹饮者五苓散，伤寒夹饮者小青龙汤。

慢性肺病因感冒引起急性发作，随后即可继发细菌感染，出现阳明病之特征烦躁，《金匮要略》加石膏。验之临床，慢性支气管炎、肺气肿、哮喘多因感冒诱发，随后细菌感染入院抗感染者比比皆是。至于感染，重在早期发现，详见阳明病篇。烦躁何以为小青龙化热之独证？以小青龙汤西医所谓交感神经活性低下导致气道高反应性，故属麻黄证。交感神经活性低下，本不烦，今烦，交感活性增强，继发感染故也。

又慢性支气管炎、肺气肿、哮喘多有肾虚之体，部分属于太少两感，发表之后，或痰咸，方金水六君煎，或恶寒，方真武汤（因夹饮，故不用芍药甘草附子汤）。故本方又可加附子，然需确无化热者，或发汗后。

急温之，缓则补之。本方又可加地黄，然需发表后。加地黄、附子者，舌根多腻苔，详见少阴病篇。

小青龙汤

麻黄（去节）　芍药　细辛　干姜　甘草（炙）　桂枝（去皮）各三两　五味子半升　半夏半升（洗）

上八味，以水一斗，先煮麻黄，减二升，去上沫，内诸药，煮取三升，去滓，温服一升。若渴，去半夏，加瓜蒌根三两；若微利，去麻黄，加荛花，如一鸡子，熬令赤色；若噎者，去麻黄，加附子一枚，炮；若小便不利，少腹满者去麻黄，加茯苓四两；若喘，去麻黄，加杏仁半升，去皮尖。且荛花不治利，麻黄主喘，今此语反之，疑非仲景意。（校："且荛花不治利，麻黄主喘，今此语反之，疑非仲景意"此句当去之。）

评：微利，痰饮见之，如《金匮要略》云："病者脉伏，其人欲自利，利反快，虽利，心下续坚满，此为留饮欲去故也，甘遂半夏汤主之。"荛花效近甘遂，若微利，本方去麻黄加荛花如一鸡子，然大利不可与之。《本草衍义》云："张仲景《伤寒论》以荛花治利者，以其行水也；水去则利止，其意如此。然今人用时，当以意斟酌，不可使过与不及也。仍须是有是证者方可用。"若小便不利，少腹满者，去麻黄加茯苓四两，因麻黄抑制胃肠蠕动，加重腹满也。若喘，去麻黄，加杏仁半升，去皮尖，因喘家，多见之于西医所谓肺气肿、支气管哮喘、肺纤维化、脾虚之人若重用麻黄，多见《金匮要略》所谓青龙汤下已，饮邪上攻之茯苓桂枝五味甘草汤辈，病不为逆。肾阳虚之人（多支气管哮喘、肺纤维化）重用麻黄，则易拔动肾根，浑身动摇，上气喘逆，当真武汤救急。故肾阳虚甚者，当去麻黄，或加附子。若渴，去半夏加瓜蒌根（天花粉）三两，以天花粉可利水，渴者尤宜，方如《金匮要略》之牡蛎泽泻散、瓜蒌瞿麦丸。天花粉又通大便，可拮抗麻黄导致便秘之副作用。

　　或噎者，本方又治噎膈。余发现本方去麻黄加附子治噎膈，原出仲景法。以噎膈梗阻者常吐出消化液，状如稀痰，水饮所作。学者未知其理而招摇者甚多，悲乎？

　　又青龙汤下已，汗出而咳止十之七八，群医束手，以为仲景无言。《金匮要略》云："青龙汤下已，多唾口燥，寸脉沉，尺脉微，手足厥逆，气从小腹上冲胸咽，手足痹，其面翕热如醉状，因复下流阴股，小便难，时复冒者，与茯苓桂枝五味甘草汤，治其气冲。冲气即低，而反更咳，胸满者，用桂苓五味甘草汤去桂，加干姜、细辛，以治其咳满。咳满即止，而更复渴，冲气复发者，以细辛、干姜为热药也。服之当遂渴，而渴反止者，为支饮也。支饮者，法当冒，冒者必呕，呕者复内半夏，以去其水。水去呕止，其人形肿者，加杏仁主之。其证应内麻黄，以其人遂痹，故不内之。若逆而内之者，必厥。所以然者，以其人血虚，麻黄发其阳故也。若面热如醉，此为胃热上冲熏其面，加大黄以利之。"故此证可与苓甘五味加姜辛半夏杏仁汤收工。痰饮必脾虚，脾虚之后用麻黄后易便秘，胃热上冲，可与少许大黄，此即前文所云"若小便不利，少腹满者"未去麻黄加茯苓故也。若渴，未去半夏加瓜蒌根亦易致口燥便秘。

　　80.　伤寒，心下有水气，咳而微喘、发热不渴。服汤已渴者，此寒去欲解也。小青龙汤主之。

原文：伤寒心下有水气，咳而微喘，发热不渴。服汤已渴者，此寒去欲解也。小青龙汤主之。

校：伤寒后逗号，咳而微喘后顿号，发热不渴后句号。小青龙汤主之为倒装。

注：伤寒，心下有水气，此为病机。咳而微喘此为证候。此虽发热，但不渴，此属鉴别诊断，为小青龙汤治疗咳喘之要眼。服汤已渴者，为转归，此寒去欲解也，为病机。《金匮要略》有"病痰饮者，当以温药和之"，寒去则饮消，故欲解也。发热、咳、喘与上条同，多见西医所谓慢性支气管炎急性发作。

评：此方治手太阴肺病因外感所致急性发作。再如少阴病篇黄连阿胶汤，非手少阴心乎？今人伤寒有足无手之论，怪之又怪，实属离奇。更有甚者，言内经、伤寒无关，进而理法与方药分离，甚者以六经为六病，与经络无关。临证茫然，又云古方不治今病。云《伤寒论》只适于外感，甚者云温病不宜者。鸣呼，妖魔鬼怪，谈经论道，道之不存矣！

十六、太阳战汗

81. 太阳病未解，脉阴阳俱停，必先振慄、汗出而解。但阳脉微者，先汗而解；但阴脉微者，下之而解。若欲下之，宜调胃承气汤。

原文：太阳病未解，脉阴阳俱停（一作微），必先振慄汗出而解。但阳脉微者，先汗出而解，但阴脉微（一作尺脉实）者，下之而解。若欲下之，宜调胃承气汤。

注：脉阴阳俱停，此结脉，随后正邪相争而脉出，故先振慄，汗出而解，可与"若柴胡证不罢者，复与柴胡汤，必蒸蒸而振，却复发热汗出而解"，此皆正邪相争振慄，可互参。但阳脉微者，右手寸脉微；但阴脉微者，右手关脉微也。微者，气不至也。但阳脉微者，脉气至则先汗而解；但阴脉微者，下之而解。下之而解前为何无"先"字？因下之需用药，所谓先者，自振慄或汗出，随后不药而解也。因脉气不至，不可大下，故若欲下之，宜调胃承气汤。

评：细品则仲景之语，细密无比。

82. 下之后，复发汗，必振寒、脉微细。所以然者，以内外俱虚故也。

注：汗则表虚，下则里虚。此强责少阴汗也，当芍药甘草附子汤或桂枝加附子汤，以复其阳。

十七、太阳禁汗

83. 咽喉干燥者，不可发汗。

注：若非阴虚，便是少阳。

84. 淋家，不可发汗。发汗必便血。

原文：淋家不可发汗，发汗必便血。

校：淋家后逗号，参下条。不可发汗后句号。

注：淋证初起，多疑似太阳证。西医所谓急性肾盂肾炎或慢性肾盂肾炎急性发作，多见恶寒、发热等感染中毒症状。此太阳类证，何以区别真太阳病？轻者肾区叩痛，重则腰痛，知非太阳，不可发汗。

评：《金匮要略》云："太阳中暍，发热恶寒，身重而疼痛，其脉弦细芤迟。小便已，洒洒然毛耸，手足逆冷。小有劳，身即热。口开，前板齿燥。若发其汗，则恶寒甚；加温针，则发热甚；数下之，则淋甚。"此即慢性肾盂肾炎急性发作，因发热恶寒，身重而疼痛，故为太阳类证。小有劳，身即热，故此证多因疲劳急性发作。口开，前板齿燥，此少阴精血不足之望诊也。其脉弦细芤迟，弦则当合柴胡剂，以三焦为液道，可增强疗效。细则小便不利。芤为精血不足，因促红细胞生成素在肾脏合成，肾性贫血，故脉芤。迟属寒化，为瓜蒌瞿麦丸证，与猪苓汤为对方。

85. 疮家，虽身疼痛，不可发汗。汗出则痉。

原文：疮家，虽身疼痛，不可发汗，汗出则痉。

校：不可发汗后句号。

注：疮家，虽有身疼痛，恶寒、发热等感染中毒症状，此太阳类证，不可发汗。脓为气血所化，发汗再重伤津血，故痉。

86．衄家，不可发汗。汗出必额上陷，脉急紧、直视不能眴、不得眠。

原文：衄家，不可发汗，汗出必额上陷，脉急紧，直视不能眴，不得眠。

校：不可发汗后句号。脉紧急、直视不能眴、不得眠对举，当为顿号。

注：麻黄汤扩张血管，易出血。眴同眩。必额上陷，此证临床常见，其人目眩、睡眠不佳，可与桂枝加龙骨牡蛎汤。《金匮要略》云："夫失精家，少腹弦急，阴头寒，目眩，发落，脉极虚芤迟，为清谷，亡血，失精（血痹）。脉得诸芤动微紧，男子失精，女子梦交，桂枝加龙骨牡蛎汤主之。"

87．亡血家，不可发汗。发汗则寒慄而振。

原文：亡血家，不可发汗，发汗则寒慄而振。

校：不可发汗后句号。

注：血虚者用麻黄易眩冒晕厥。

88．汗家，重发汗，必恍惚心乱，小便已阴疼，与禹余粮丸。

禹余粮丸（方阙）

注：麻黄有兴奋性，汗家交感神经兴奋，服麻黄剂易恍惚心乱。汗多小便少，小便已阴茎涩痛。淋家、疮家、衄家、亡血家、汗家，五家不宜也。

89．病人有寒，复发汗，胃中冷，必吐蛔。

注：此多见于小儿蛔虫症。麻黄抑制胃肠蠕动，导致蛔虫逆行。

90. 脉微弱者，此无阳也，不可发汗。

注：微为少阴，弱为太阴，此太阴少阴阳气虚弱，不可发汗。所谓不可发汗，指太阳发汗正治，即麻黄汤。伤寒可与不可各条，所谓不可汗、吐、下，皆指正治而言。气虚不可与麻黄汤发汗，可与桂枝汤。阳虚不可与麻黄汤发汗，可与麻黄附子甘草汤。

91. 脉微而恶寒者，此阴阳俱虚，不可更发汗、更下、更吐也。

注：脉微而恶寒者，此阴阳俱虚，阳指太阳，阴指少阴，两感也。

92. 若下之，身重、心悸者，不可发汗，当自汗出乃解。所以然者，尺中脉微，此里虚。须表里实，津液自和，便自汗出愈。

原文：脉浮数者，法当汗出而愈。若下之，身重心悸者，不可发汗，当自汗出乃解。所以然者，尺中脉微，此里虚。须表里实，津液自和，便自汗出愈。

校：身重、心悸对举，当加顿号。

注：下之身重、心悸者，不可发汗，当自汗出乃解。所以然者，尺中脉微，此里虚。此句可颠倒来看，"尺中脉微者，里虚（阳虚）也，若下之，必身重、心悸"。此条明言阳虚便秘的脉证以及误下后出现的症状。里虚者当温阳。表虚者自汗出不解，当补气。

阳加于阴谓之汗，津液不自和，如阴虚，不可强责少阴汗，当养阴。少阴病篇云："少阴病，咳而下利。谵语者，被火气劫故也，小便必难，以强责少阴汗也。"故汗出自太阳，源自少阴，此表里两经也。少阴之阳加于少阴之阴，蒸腾而出，即为汗也。

评：阳虚者，非不能下，实不能正下。何为正下？三承气汤也。诸法皆有正治，以及可与不可。阳虚便秘者，可与大黄附子汤。

又云："须表里实，津液自和，便自汗出愈。"此条明言外感汗出而解之机理，即表里实，津液自和，学者当谨记。仲景要言，举重若轻，学者往往不察。

93．假令尺中迟者，不可发汗。何以知然？以荣气不足，血少故也。

原文：脉浮紧者，法当身疼痛，宜以汗解之。假令尺中迟者，不可发汗。何以知然？以荣气不足，血少故也。

注：精血虚者不宜汗。验之临床，其脉多迟而兼涩，即李时珍所谓"涩缘血少或精伤"也。

评：尺迟何以为营血不足？余验之临床，沉迟无力者阳虚，迟涩细微者方是精伤。此条语焉不详，令后学茫然，仲景之误乎？

十八、存津液

94．凡病若发汗、若吐、若下、若亡血、亡津液，阴阳自和者，必自愈。

评：汗、吐、下三法皆亡津液。八法温、清、攻、补、汗、吐、下、和，和为万古不易之大法。然和法精通者少有，非有冲和之气者，难以识其精妙也。余表祖父段光周教授让余先师从曾升平教授（人称曾附子），学其刚，再亲授余和法，学其柔。然余四十过半方对其抱元守一，刚柔并蓄，和为上上之语似有所悟。何故？境随心转也。

95．大下之后，复发汗，小便不利者，亡津液故也。勿治之，得小便利，必自愈。

注：水电解质丢失，小便调节水盐排出，必不利，轻者自复。得小便利，水液恢复。

十九、太阳蓄水

96．太阳病，发汗后，大汗出、胃中干、烦躁不得眠、欲得饮水者，少少与饮之，令胃气和则愈。

原文：太阳病，发汗后，大汗出，胃中干，烦躁不得眠，欲得饮水者，少少与饮之，令胃气和则愈。若脉浮，小便不利，微热消渴者，五苓散主之。

校：大汗出、胃中干、烦躁不得眠、欲得饮水对举，当为顿号。

注：麻黄兴奋交感神经，烦躁不得眠。胃中指胃家，发汗水丢失，故口渴。烦躁不得眠，故五苓散可安眠，治疗抑郁症，宜合小柴胡汤。

97．发汗后，饮水多必喘，以水灌之亦喘。发汗后，水药不得入口为逆。若更发汗，必吐下不止。

原文：未持脉时，病人手叉自冒心，师因教试令咳，而不咳者，此必两耳聋无闻也。所以然者，以重发汗，虚故如此。发汗后，饮水多必喘，以水灌之亦喘。

原文：发汗后，水药不得入口为逆，若更发汗，必吐下不止。发汗吐下后，虚烦不得眠，若剧者，必反复颠倒，心中懊憹，栀子豉汤主之；若少气者，栀子甘草豉汤主之；若呕者，栀子生姜豉汤主之。

注：发汗水分丢失，少少饮之。以发汗后脾胃虚弱，不能运化水液。发汗后水药不得入口为逆，此即水逆，脾虚之人，发汗重伤脾胃。若更发汗，必吐下不止。此三句由轻而重，层层递进也。

评：外感于湿，兼有脾虚者，虽发热汗出，宜慎饮水。若渴，少少与饮之，否则必哕，即后云"若胃中虚冷，不能食者，饮水则哕"也。

98．病在阳，应以汗解之，反以冷水潠之。若灌之，其热被劫不得去。弥更益烦，肉上粟起。意欲饮水，反不渴者，服文蛤散；若不差者，与五苓散。

原文：病在阳，应以汗解之，反以冷水潠之，若灌之，其热被劫不得去，弥更益烦，肉上粟起，意欲饮水，反不渴者，服文蛤散；若不差者，与五苓散。寒实结胸，无热证者，与三物小陷胸汤。白散亦可服。一云与三物小白散。

校：病在阳，应以汗解之，反以冷水潠之，此为误治，应加句号。若灌之，其热被劫不得去，此为病机，应加句号。弥更益烦，肉上粟起，此为证候。意欲饮水，反不渴者，服文蛤散；若不差者，与五苓散，此为治疗。

注：感冒后少饮冷水，否则寒闭玄府，则热不退，可与五苓散。即感冒服冷水加重明显者，此素体脾虚有痰饮，宜五苓散。肉上粟起，此荨麻疹、湿疹之属。文蛤，《医宗金鉴》云五倍子。五倍子收敛，内服外用治湿疹有效。湿疹偏热者，宜金匮之黄连粉方；偏寒者，可与此方。

文蛤散

文蛤五两

上一味为散，以沸汤和一方寸匕服，汤用五合。

五苓散

猪苓十八铢（去黑皮）　白术十八铢　泽泻一两六铢　茯苓十八铢　桂枝半两（去皮）

上五味，为散，更于臼中治之，白饮和方寸匕服之，日三服，多饮暖水汗出愈。

99. 太阳病，小便利者，以饮水多，必心下悸。小便少者，必苦里急也。

原文：太阳病，小便利者，以饮水多，必心下悸；小便少者，必苦里急也。

校：必心下悸后句号。

注：饮水多，或喘，或心下悸，或苦里急（下利）。

100. 若脉浮、小便不利、微热、消渴者，五苓散主之。

原文：太阳病，发汗后，大汗出，胃中干，烦躁不得眠，欲得饮水者，少少与饮之，令胃气和则愈。若脉浮，小便不利，微热消渴者，五苓散主之。

注：太阳中风夹饮，张景岳以五苓散加羌活。此方作汤宜加人参、甘草，名春泽汤，健脾甚效。对脾虚湿盛者，优于六君子汤。

评：中风一般微热，此条云微热，前有"寸口脉浮而大，浮则为风，大则为虚。风则生微热，虚则两胫挛"。风则生微热，此病机之核心也。此证极少高热，高热合小柴胡汤。更甚者湿邪化热，热重于湿，可与甘露消毒丹。

101. 发汗已，脉浮数，烦、渴者，五苓散主之。

原文：发汗已，脉浮数，烦渴者，五苓散主之。

校：烦、渴对举，当为顿号。

注：三条皆言五苓散之独证。口渴，水钠潴留故也。水中毒，故烦（西医所谓水中毒精神症状。）

评：轻度水中毒临床十分常见。水中毒西医检查多见低渗透压并低钠，中医多舌淡而胖大、边齿痕，苔白、多津液。色红乃舌黏膜下毛细血管呈色，血液稀释，故舌淡。舌组织水肿故胖大，舌肿大，挤压牙床，故多齿痕。也可观颊痕，机理相同。初起多乏力、纳差，渐致呕吐、吐水，甚者烦躁、失眠，严重者死亡。

102. 伤寒，汗出而渴者，五苓散主之。不渴者，茯苓甘草汤主之。

原文：伤寒汗出而渴者，五苓散主之；不渴者，茯苓甘草汤主之。

校：伤寒为病，汗出为证，病与证以逗号分开。不渴前分号改为句号。

注：五苓散有白术，可止渴；茯苓甘草汤为苓桂术甘汤去白术，加生姜化饮。生姜抑制腺体分泌，渴者不宜。又白术健脾，生姜温胃。

茯苓甘草汤

茯苓二两　桂枝二两（去皮）　甘草一两（炙）　生姜三两（切）

上四味，以水四升，煮取二升，去滓，分温三服。

103. 伤寒，厥而心下悸者，宜先治水，当服茯苓甘草汤，却治其厥。不尔，水渍入胃，必作利也。

原文：伤寒厥而心下悸，宜先治水，当服茯苓甘草汤，却治其厥。不尔，水渍入胃，必作利也。

校：伤寒后逗号。

注：夹饮伤寒，特征为厥而心下悸。以手按之，胃中有振水声，日久必便溏。此消化液分泌过多，水分吸收少，夹饮故也。茯苓甘草汤为

苓桂术甘汤去白术健脾，加生姜温胃化饮。何以名茯苓甘草汤？茯苓为君，甘草助茯苓有效成分溶解于汤中故也。

评："水渍入胃"四字，已点名本方核心病机，治疗胃液潴留，则诊断可参西医诊断（胃内振水声）。痞，有虚痞（气痞）、实痞（水痞、食痞）。余以此方治水痞多年，百发百中。中医多不识此证，可叹。

所谓水渍入胃，又多见于胃瘫（胃排空障碍），胃液潴留。脾虚之人，外感于湿，又被寒凉重伤脾阳，则每致胃瘫。诸药难治，盖药物大多在小肠吸收也。方宜柴苓汤，须小口间隙服用，否则必吐而无功。此证有一特殊症状，就是脚冷，故曰伤寒厥而心下悸者，宜先治水，却治其厥。又水渍入胃，必作利也，故此证常见痞呕利，易误作半夏泻心汤证。半夏泻心汤，虚痞也，按之心下濡。

胃瘫，宜五苓散或茯苓甘草汤。肠瘫（麻痹性肠梗阻），宜大黄附子汤。

104. 中风，发热六七日，不解而烦，有表里证。渴欲饮水、水入则吐者，名为水逆。五苓散主之。

原文：中风发热，六七日不解而烦，有表里证，渴欲饮水，水入则吐者，名曰水逆，五苓散主之。

校：中风后逗号，有表里证后句号，名为水逆后句号。

注：此条为中风夹饮，又主水逆。水逆者，多为西医所谓抗利尿激素异常综合征。水钠潴留甚者发烦失眠，结合前条，五苓散可除烦安眠。余用之，合小柴胡汤，神效。有表里证为五苓散又一病机，包括支原体感染所致肺炎、结膜炎、尿道炎、阴道炎（外感加脾虚），多种皮肤病如湿疹等。

105. 未持脉时，病人叉手自冒心。所以然者，以重发汗，虚故如此。师因教试令咳而不咳者，此必两耳聋无所闻也。

原文：未持脉时，病人手叉自冒心，师因教试令咳，而不咳者，此必两耳聋无闻也。所以然者，以重发汗，虚故如此。发汗后，饮水多必喘，以水灌之亦喘。

校：未持脉时，病人叉手自冒心，此桂枝甘草汤证。汗为心之液，发汗则伤心阳也。因重发汗，麻黄导致心率加快、心悸。故"所以然者，以重发汗，虚故如此"此句提前。

注：两耳聋无所闻，感冒之后重听。后有云："少阳中风，两耳无所闻、目赤。胸中满而烦者，不可吐下，吐下则悸而惊。"故感冒后重听，一法小柴胡汤，一法五苓散。余常二方合用，甚效。此为外感后咽鼓管炎导致积液，故两耳聋无所闻。此属蓄水，大抵脾虚水停，未必定属发汗后。然发汗伤心脾之阳，尤多见也。

评：此条为《黄帝内经》所谓膀胱咳，咳而遗尿，五苓散神效。总结各条，五苓散一健脾，二便秘（先干后溏），三下利（见霍乱病篇），四水逆，五夹饮中风，六膀胱咳，七蓄水，八烦躁（如抑郁症），九失眠，十有表里证。

106. 太阳病，寸缓、关浮、尺弱，其人发热汗出，复恶寒，不呕，但心下痞者，此以医下之也。如其不下，病人不恶寒而渴者，此转属阳明也。小便数者，大便必硬，不更衣十日，无所苦也。渴欲饮水，少少与之。但以法救之，渴者宜五苓散。

原文：太阳病，寸缓关浮尺弱，其人发热汗出，复恶寒，不呕，但心下痞者，此以医下之也。如其不下者，病人不恶寒而渴者，此转属阳明也。小便数者，大便必鞕，不更衣十日，无所苦也。渴欲饮水，少少与之，但以法救之。渴者，宜五苓散。

校：寸缓、关浮、尺弱加顿号，少少与之后句号，但以法救之后逗号。渴者后去逗号。"如其不下者，病人不恶寒而渴者"，两个者，必有一为衍文，参本条其后均为证后加者，前"此以医下之"后亦无者，故今去第一个者。

注：下之心下痞，前有云病发于阴而痞，后太阴病篇亦述，此脾虚外感，太阳中风也，下之则痞。太阳中风可便秘，详见本篇。如不下者，病人不恶寒而渴者，此太阳转属阳明也。太阴脾虚下之，大便水分

吸收减少。小便数者，大便先干后溏。便意减退，故不更衣十日无所苦也。渴欲饮水者，可少少与之，宜五苓散。

107. 小便不利，手足濈然汗出，此欲作固瘕，必大便初硬后溏。所以然者，以胃中冷，水谷不别故也。

原文：阳明病，若中寒者，不能食，小便不利，手足濈然汗出，此欲作固瘕，必大便初硬后溏。所以然者，以胃中冷，水谷不别故也。

注：手足濈然汗出，桂枝证也。小便不利，夹饮，必大便初硬后溏。所以然者，以胃中冷，水谷不别故也。胃中，指胃家，实为西医所谓大肠。水分在肠道吸收不全，故溏。因肠蠕动减退，便意轻，大便头部在乙状结肠停留过久，故初硬。此条前有"阳明病，若中寒者，不能食"，因其不能食，属阳明胃，大便先干后溏，属阳明大肠，故王叔和归入阳明病，而实为太阳蓄水。

评：余以五苓散治不能食，大便先干后溏之胃肠消化吸收不良，甚效。今人唯知四君子，可叹。

108. 问曰：病有霍乱者何？答曰：呕吐而利，此名霍乱。问曰：病发热、头痛、身疼、恶寒、吐利者，此属何病？答曰：此名霍乱。霍乱，头痛、发热，身疼痛。霍乱自吐下，又利止，复更发热也。热多欲饮水者，五苓散主之；寒多不用水者，理中丸主之。

原文：问曰：病有霍乱者何？答曰：呕吐而利，此名霍乱。

原文：问曰：病发热头痛，身疼恶寒，吐利者，此属何病？答曰：此名霍乱。霍乱自吐下，又利止，复更发热也。

原文：霍乱，头痛发热，身疼痛，热多欲饮水者，五苓散主之；寒多不用水者，理中丸主之。

校：身疼痛后句号。"霍乱，头痛、发热，身疼痛"提前。

注：头痛、发热，身疼痛，此外感，又呕吐、下利，有表里证也。热多欲饮水者，五苓散主之，热指发热，欲饮水，渴是也。寒多不用水者，理中丸主之，寒指恶寒。理中丸中有干姜，必不渴。

五苓散既治腹泻，又治便秘也。此便秘，先干后溏，仍属饮。

理中丸

人参　干姜　甘草（炙）　白术各三两

上四味，捣筛，蜜和为丸，如鸡子黄许大。以沸汤数合，和一丸，研碎，温服之，日三四，夜二服。腹中未热，益至三四丸，然不及汤。汤法，以四物，依两数切，用水八升，煮取三升，去滓，温服一升，日三服。若脐上筑者，肾气动也，去术，加桂四两；吐多者，去术，加生姜三两；下多者，还用术；悸者，加茯苓二两；渴欲得水者，加术，足前成四两半；腹中痛者，加人参，足前成四两半；寒者，加干姜，足前成四两半；腹满者，去术，加附子一枚。服汤后，如食顷，饮热粥一升许，微自温，勿发揭衣被。

评："呕吐而利，此名霍乱"，此为下定义。然此定义内涵不全，仲景进一步指出其内涵，"病发热、头痛、身疼、恶寒、吐利者，此名霍乱"，可见霍乱有胃肠道局部症状，又有全身症状。其后仲景又云："霍乱，头痛、发热，身疼痛。"进一步强调了霍乱的全身症状。吐为霍乱导致的胃炎，下为霍乱导致的肠炎。

霍乱自吐下，又利止，复更发热也。因霍乱为感染所致的传染病，消化道症状缓解，并非病愈的指征，需要继续治疗。今日中医不识传染病，以为症状缓解即病愈。余治肝癌甚多，大多为病毒性肝炎未经严格治疗，实属可悲。

若脐上筑者，肾气动也，去术，加桂四两，可见桂枝镇静，平冲。吐多者，去术，加生姜三两，可见生姜止呕。下多者，还用术，可见白术止泻，当炒用。悸者，加茯苓二两，可见茯苓镇静，止心悸。渴欲得水者，加术，足前成四两半，可见白术、苍术止渴，糖尿病必用之。腹中痛者，加人参，足前成四两半，可见人参治气虚腹痛。寒者，加干姜，足前成四两半，可见干姜治胃中凉，喜热水，怕食生冷。腹满者，去术，加附子一枚，此附子理中丸。又白术易致腹胀，可伍枳实，即金匮之枳术丸。

综合各条，五苓散病机有五：其一为有表里证，常见中风夹饮，表现为低热、头痛、身痛、咳嗽（部分表现为膀胱咳）、呕吐、下利、少尿（小便不利），包括今人的支原体感染、霍乱等，或皮肤病、过敏性疾病（如湿疹）等。其二为蓄水，水液潴留于体腔，包括尿潴留以及其他部位水液潴留（如羊水过多、青光眼、脑积水等），以及部分渗出性炎症。其三为水逆（水中毒），表现为纳差、呕吐清水、失眠、烦躁、乏力（包括短气）、头晕（《金匮要略》中吐涎沫而颠眩，本方内含《金匮要略》之泽泻汤，其力较之更甚）。其四为脾虚。常见水浸入胃之水痞、大便先干后溏之便秘、素盛今瘦之消瘦（见《金匮要略》）。其五为心悸（或叉手自冒心）或脐下悸（西医的腹主动脉搏动或腹主动脉瘤）。其脉缓（发热时数）、热不高（高热合小柴胡汤）、手心潮热（手足濈然汗出，此桂枝证）。其面多水斑，或鼻头青白。其舌淡，又齿痕，多津液。与茯苓甘草汤、理中丸、甘姜苓术汤等以干姜、生姜为基础的化饮方的核心区别是后者不渴，前者渴。渴者，水钠潴留之饮证渴，糖尿病亦渴，故本方又可用于糖尿病。

二十、太阳蓄血

109. 太阳病不解，热结膀胱，其人如狂，血自下，下者愈。其外不解者，尚未可攻，当先解其外。外解已，但少腹急结者，乃可攻之，宜桃核承气汤。

原文：太阳病不解，热结膀胱，其人如狂，血自下，下者愈。其外不解者，尚未可攻，当先解其外；外解已，但少腹急结者，乃可攻之，宜桃核承气汤。

注：腺病毒感染导致急性上呼吸道炎症，后发生脑炎，其人如狂。其一，当先解外；其二，少腹急结。

桃核承气汤

桃仁五十个（去皮尖）　大黄四两　桂枝二两（去皮）　甘草二两（炙）　芒硝二两

上五味，以水七升，煮取二升半，去滓，内芒硝，更上火，微沸下火，先食温服五合，日三服，当微利。

评：桂枝可解表，本方治外有表证，内有瘀血之银屑病等皮肤病有效，亦表里双解，可加荆芥、防风、葛根，增强解表作用。

110. 太阳病，六七日，表证仍在，脉微而沉，反不结胸，其人发狂者，以热在下焦，少腹当硬满。小便自利者，下血乃愈。所以然者，以太阳随经，瘀热在里故也。抵当汤主之。

原文：太阳病六七日，表证仍在，脉微而沉，反不结胸，其人发狂者，以热在下焦，少腹当硬满，小便自利者，下血乃愈。所以然者，以太阳随经，瘀热在里故也，抵当汤主之。

抵当汤

水蛭（熬） 虻虫（去翅足，熬）各三十个 桃仁二十个（去皮尖） 大黄三两（酒洗）

上四味，以水五升，煮取三升，去滓，温服一升。不下更服。

注：热在下焦，少腹当硬满，此为阳明腑实之的证也，学者不可不牢记。然热在下焦，有气分、有血分。气分者，阳明病之三承气汤也。血分者，瘀热在里，抵当汤主之。

评：有以六经为六病，与十二经无关者。太阳随经，与经无关乎？太阳病头痛至七日以上自愈者，以行其经尽故也。无关乎？若欲作再经者，针足阳明，使经不传则愈。无关乎？太阳病，初服桂枝汤，反烦不解者，先刺风池、风府，却与桂枝汤则愈。无关乎？

111. 太阳病身黄，脉沉结，少腹硬，小便不利者，为无血也。小便自利、其人如狂者，血证谛也，抵当汤主之。

注：身黄而其人如狂，见之肝性脑病，易出血，慎之。肝豆状核变性常见此证，宜此方。此病初起，中医多不识，无药可治。读仲景书，果无可救药乎？又腺病毒感染导致肝炎者，亦可与之。

112. 伤寒有热，小腹满，应小便不利。今反利者，谓为有血也。当下之，不可余药，宜抵当丸。

原文：伤寒有热，少腹满，应小便不利，今反利者，为有血也，当下之，不可余药，宜抵当丸。

校：应小便不利后句号，谓为有血也后句号。

注：伤寒有热，小腹满，应小便不利。因太阳为寒水之经，寒气闭阻而小腹满者，当小便不利。发汗则汗出而小便下也，此上下通气，大气一转，其结乃散。今反利者，此小腹满，谓为有血也。若阳明气分，则全腹满。可见膀胱肿瘤，没有流出道梗阻者。当下之，不可余药，意为虽当下，此在血分，不可气分常见之三承气辈也。

抵当丸

水蛭二十个（熬）　　虻虫二十个（去翅足，熬）　　桃仁二十五个（去皮尖）　　大黄三两

上四味，捣分四丸，以水一升，煮一丸，取七合服之，晬时当下血，若不下者更服。

二十一、柴胡证

113. 伤寒五六日，中风，往来寒热、胸胁苦满、默默不欲饮食、心烦喜呕。或胸中烦而不呕，或渴，或腹中痛，或胁下痞硬，或心下悸小便不利，或不渴身有微热，或咳者，小柴胡汤主之。

原文：伤寒五六日中风，往来寒热，胸胁苦满，嘿嘿不欲饮食，心烦喜呕，或胸中烦而不呕，或渴，或腹中痛，或胁下痞鞭，或心下悸，小便不利，或不渴、身有微热，或咳者，小柴胡汤主之。

校：五六日后逗号。往来寒热、胸胁苦满、默默不欲饮食、心烦喜呕对举，当为顿号。心烦喜呕后句号。

注：往来寒热、胸胁苦满、默默不欲饮食、心烦喜呕为柴胡四大证。或胸中烦而不呕，或渴，或腹中痛，或胁下痞硬，或心下悸小便不利，或不渴身有微热，或咳者，为柴胡七或然证。

若胸中烦而不呕者，去半夏、人参，加瓜蒌实一枚。烦为实，去人参，参后结胸病机。不呕去半夏，呕者复纳半夏，或用柴胡陷胸汤。此处可见瓜蒌能除烦，尤其伴有痰秘者。若渴，去半夏，加人参合前成

四两半、瓜蒌根（天花粉）四两。此条可知渴者不宜半夏，非独小柴胡汤，诸方亦然。天花粉止渴人多知，人参止渴人虽知其生津，临证却忘之。天花粉能保肝，尤其适宜于肝病伴有口渴者。气虚渴者，或小建中汤，或用人参、黄芪。

若腹中痛者，去黄芩，加芍药三两，或后世逍遥散。若胁下痞硬，去大枣，加牡蛎四两。若肝硬化，又当去牡蛎，加鳖甲。

若心下悸、小便不利者，去黄芩，加茯苓四两，此治心悸属少阳者，多焦虑症，可与四逆散证互参。四逆散悸者，加桂枝五分；小便不利者，加茯苓五分；若不渴，外有微热者，去人参，加桂枝三两，温覆微汗愈，甚者可与柴胡桂枝汤，多一味芍药而已。

若咳者，去人参、大枣、生姜，加五味子半升、干姜二两，或再入细辛佳。

所谓往来寒热者，发热前恶寒，发热时不恶寒。太阳病所谓恶寒发热者，发热者恶寒寒战，喜加衣盖被也。阳明病所谓但热不寒者，发热前及发热时均无恶寒也。

114. 伤寒、中风，有柴胡证，但见一证便是，不必悉具。

原文：伤寒中风，有柴胡证，但见一证便是，不必悉具。凡柴胡汤病证而下之，若柴胡证不罢者，复与柴胡汤，必蒸蒸而振，却复发热汗出而解。

校：伤寒、中风对举，当为顿号。

注：伤寒、中风指太阳病，小柴胡汤治疗感冒，不论伤寒中风皆有效。柴胡四大证（往来寒热、胸胁苦满、默默不欲饮食、心烦喜呕）但见一证便是，不必悉具。此明言太阳病用小柴胡汤指征。方后加减法有"若不渴，外有微热者，去人参，加桂枝三两，温覆微汗愈"，故本方可加桂枝，去人参，或用柴胡桂枝汤。

评：小柴胡汤既治少阳病，又治太阳病，凡人不知也。张景岳以正柴胡饮治外感，陈修园骂之不堪入耳。从西医的角度，感冒鼻塞、流涕本质与荨麻疹相同，都是组织胺等过敏介质释放，只是一个为腺体，多分泌物；一个为角化上皮，水肿在皮下。都为组织水肿，一个外眼可见；一个表现为鼻塞。故西医用抗过敏药治疗感冒有效。小柴胡汤可以抑制过敏介质的释放，因而太阳病可用之。临床上余用验方六合汤治疗感冒初期，就是立足少阳枢机。

115. 凡柴胡汤病证而下之，若柴胡证不罢者，复与柴胡汤，必蒸蒸而振，却发热汗出而解。

注：凡柴胡汤病证而下之，若柴胡证不罢者，此为未内陷。复与柴胡汤，必蒸蒸而振，却发热汗出而解，此正邪相争故也。又小柴胡汤服之不解者，去参故也。复加人参托邪，再与小柴胡汤，必蒸蒸而振，却发热汗出而解。柴胡汤病证为何下之？小柴胡汤证可见便秘也。后云"阳明病，胁下硬满，不大便而呕，舌上白胎者，可与小柴胡汤。上焦得通，津液得下，胃气因和，身濈然汗出而解"是也。

评：大小柴胡汤均可见便秘，一苔黄，一苔白，一兼腑实，一枢机不利也。小柴胡汤又可见大便黏滞臭垢，便不尽之便秘，此柴胡陷胸汤证。

小陷胸汤，余多合小柴胡汤，见效更佳。然与《通俗伤寒论》之柴胡陷胸汤不同，余遵仲景法，去人参、大枣、甘草，盖病发于阳也，参小陷胸汤条。生姜用姜汁佳，可加桔梗、枳实。余每每再加石菖蒲、郁金，更效。

少阳三焦为液道，故少阳病易夹痰饮。夹痰者，苔厚腻，脉滑，宜柴胡陷胸汤。夹饮者，舌齿痕，多津液，宜柴苓汤。

116. 血弱、气尽，腠理开，邪气因入。与正气相搏，结于胁下。正邪分争，往来寒热，休作有时。默默不欲饮食。脏腑相连，其痛必下。邪高痛下，故使呕也。小柴胡汤主之。

原文：血弱气尽，腠理开，邪气因入，与正气相搏，结于胁下。正邪分争，往来寒热，休作有时，嘿嘿不欲饮食。藏府相连，其痛必下，邪高痛下，故使呕也（一云脏腑相连，其病必下，胁膈中痛）。小柴胡汤主之。服柴胡汤已，渴者，属阳明，以法治之。

校：血弱、气尽对举，当为顿号。邪气因入后句号，休作有时后句号，其痛必下后句号。

注：《金匮要略》云："腠者，是三焦通会元真之处，为血气所注；理者，是皮肤脏腑之文理也。"血弱、气尽，故腠理开，邪气因入。故外邪入侵，血弱者如经期、产后，及同房后，或妇人月经过多而贫血者；气尽亦如同房后，或劳累汗出当风。邪气初入，可与《金匮要略》之小续命汤。方用麻黄汤加当归、川芎养血，人参、干姜益气温阳。再加石膏，因气血虚者营卫弱，表里虚，汗出不彻，易转阳明。

邪气与正气相搏，结于胁下，故胸胁苦满。正邪分争，故往来寒热，休作有时。木克土故默默不欲饮食，默默者肝，不欲饮食者胃。脏腑相连者，肝胆相连也。肝脏没有痛觉神经，除非肿瘤或肝脓肿累及肝包膜，肝不痛。但肝炎胆汁分泌异常，常合并胆囊炎，胆在肝下，故曰其痛必下。邪高痛下，故心烦喜呕。

小柴胡汤何以治太阳病？腠理者，太阳也。血弱气尽，腠理开，邪气因入，与正气相搏，结于胁下，故此方治之。

评：此条详述柴胡四大证之病机，亦是中医病机之枢机，万世不易之法。较之桂枝汤条云桂枝本为解肌重要许多，学者常需识此，勿令误也。

柴胡、黄芩之剂量，八比三为不易之法。其加减法，为变易也。一方通治，大道至简，此简易也。

117. 伤寒，四五日，身热、恶风、颈项强、胁下满、手足温而渴者，小柴胡汤主之。

原文：伤寒四五日，身热恶风，颈项强，胁下满，手足温而渴者，小柴胡汤主之。

校：病、时、证、治分述。

注：胁下满，多肝胆病，右侧颈项强，为胆囊牵涉痛。不渴者柴胡桂枝汤，渴者可参小柴胡汤方后加减法"若渴，去半夏，加人参合前成

四两半、瓜蒌根四两"。亦可仿柴胡桂枝汤，加重剂芍药利胆。

118. 伤寒，阳脉涩、阴脉弦，法当腹中急痛，先与小建中汤。不差者，小柴胡汤主之。

原文：伤寒，阳脉涩，阴脉弦，法当腹中急痛，先与小建中汤，不差者，小柴胡汤主之。

注：阳脉涩，左寸脉也，阴脉弦，右关也。左寸不足，桂枝、甘草。右关弦，故腹中急痛，加芍药、甘草缓急，故与小建中汤。不差者，木克土，与小柴胡汤。小柴胡汤条有或腹中痛，方后加减法有若腹中痛者，去黄芩，加芍药三两，故宜小柴胡汤去黄芩，加芍药。小柴胡去黄芩，加芍药汤方近逍遥散，疏肝健脾之良方也。余再加白术、茯苓，即柴芍六君子。

小建中汤

桂枝三两（去皮）　甘草二两（炙）　大枣十二枚（擘）　芍药六两　生姜三两（切）　胶饴一升

上六味，以水七升，煮取三升，去滓，内饴，更上微火消解，温服一升，日三服。呕家不可用建中汤，以甜故也。

评：芍药止痛，又如桂枝加芍药生姜人参新加汤、桂枝加芍药汤、真武汤、附子汤。《金匮要略》防己黄芪汤后云："胃中不和者，加芍药三分。"可见芍药为泄肝和胃之专药也。

119. 太阳病，过经十余日，反二三下之，后四五日，柴胡证仍在者，先与小柴胡汤。呕不止、心下急、郁郁微烦者，为未解也，与大柴胡汤，下之则愈。

原文：太阳病，过经十余日，反二三下之，后四五日，柴胡证仍在者，先与小柴胡。呕不止，心下急（一云呕止小安），郁郁微烦者，为未解也，与大柴胡汤，下之则愈。

注：太阳病，过经则太阳病解，又出现胁下硬满，不大便而呕，故二三下之。柴胡证仍在者，先与小柴胡汤。与小柴胡汤仍呕不止，查体

心下急，恐为胰腺炎。郁郁微烦者，与大柴胡汤，下之则愈。此胰腺炎误治，初起不当承气，宜大柴胡。

大柴胡汤

柴胡半斤　黄芩三两　芍药三两　半夏半升（洗）　生姜五两（切）　枳实四枚（炙）　大枣十二枚（擘）

上七味，以水一斗二升，煮取六升，去滓，再煎，温服一升，日三服。一方加大黄二两。若不加，恐不为大柴胡汤。

评：大柴胡汤，乃小柴胡汤去人参，加大黄、枳实通腑，芍药泄肝。用枳实不用厚朴者，因枳实能抑制炎症反应，《金匮要略》排脓散故用之。芍药配枳实泄肝，法同四逆散。炎症加黄芩，呕加半夏生姜而已。

本方去人参，因为实则阳明，少阳合阳明腑实，不可用人参。《金匮要略》云："问曰：上工治未病，何也？师曰：夫治未病者，见肝之病，知肝传脾，当先实脾。四季脾旺不受邪，即勿补之。中工不晓相传，见肝之病，不解实脾，惟治肝也。肝虚则用此法，实则不在用之。经曰：勿虚虚实实，补不足，损有余。是其义也。"验之临床，肝炎实证用人参健脾，容易正邪相争过强，发生爆发性肝衰竭。急性胰腺炎多实证，初起妄用人参多至出血坏死性胰腺炎，杀人也。

120. 伤寒，十三日不解，胸胁满而呕，日晡所发潮热，已而微利。此本柴胡证，下之以不得利。今反利者，知医以丸药下之，非其治也。潮热者，实也，先宜服小柴胡汤以解外，后以柴胡加芒硝汤主之。

原文：伤寒十三日不解，胸胁满而呕，日晡所发潮热，已而微利，此本柴胡证，下之以不得利，今反利者，知医以丸药下之，此非其治也。潮热者，实也，先宜服小柴胡汤以解外，后以柴胡加芒硝汤主之。

校：伤寒后加逗号，已而微利后句号，下之不得利后句号。

注：胸胁满而呕，少阳；日晡所发潮热，阳明。此本柴胡证，意为大柴胡汤，下之大便虽通，当不下利。今反利者，知医以丸药下之，非其治也。丸药者，后述大陷胸丸辈。后云："结胸者，项亦强，如柔痉状，下之则和，宜大陷胸丸方。"所谓柔痉者，见之《金匮要略》：

"病者身热足寒，颈项强急，恶寒，时头热，面赤，目赤，独头动摇，卒口噤，背反张者，痉病也。太阳病，发热汗出，而不恶寒者，名曰柔痉。太阳病，其证备，身体强，几几然，脉反沉迟，此为痉，瓜蒌桂枝汤主之。"结胸者，如柔痉状，项亦强，何故？胸水导致颈部牵涉痛，机理如同胆囊炎牵涉痛，故以丸药下之，下饮故也。本条何以误用大陷胸丸？后云："伤寒十余日，热结在里，复往来寒热者，与大柴胡汤。但结胸无大热者，此为水结在胸胁也。但头微汗出者，大陷胸汤主之。"胸胁满而呕，日晡所发潮热，误作胸水，故用大陷胸丸。

又此条与大柴胡汤之区别，在于日晡所发潮热。潮热实也，因已误下，先宜小柴胡汤以解外，后以柴胡加芒硝汤主之。小柴胡汤治潮热，后有云："阳明病，发潮热。大便溏，小便自可，胸胁满不去者，小柴胡汤主之。"外已解，以柴胡加芒硝汤小和之。此方剂量甚小，用于外感热病后防止阳明腑气再实，再作大柴胡证，又可参劳复篇。

柴胡加芒硝汤

柴胡二两十六铢　黄芩一两　人参一两　甘草一两（炙）　生姜一两（切）　半夏二十铢（本云五枚，洗）　大枣四枚（擘）　芒硝二两

上八味，以水四升，煮取二升，去滓，内芒硝，更煮微沸，分温再服。不解更作。

121. 太阳与少阳并病，头项强痛，或眩冒，时如结胸，心下痞硬者，当刺大椎第一间、肺俞、肝俞。慎不可发汗，发汗则谵语、脉弦。五六日谵语不止，当刺期门。

原文：太阳与少阳并病，头项强痛，或眩冒，时如结胸，心下痞鞕者，当刺大椎第一间、肺俞、肝俞，慎不可发汗；发汗则谵语，脉弦。五六日谵语不止，当刺期门。

注：头项强痛为胆囊牵涉痛。时如结胸，心下痞硬者，木克土，如胆囊炎常见胃胀。

评：庸医不识胆囊炎，多治胃，久不愈。病人不知胆囊炎，多主诉胃不适。医者审疾问病，务在口给，故误也。

122. 太阳少阳并病，心下硬、颈项强而眩者，当刺大椎、肺俞、肝俞，慎勿下之。

原文：太阳少阳并病，心下鞕，颈项强而眩者，当刺大椎、肺俞、肝俞，慎勿下之。

校：鞕改硬。心下硬后顿号。

评：六经与十二经无关乎?

123. 伤寒，六七日，发热、微恶寒，支节痛疼、微呕、必心下支结。外证未去者，柴胡桂枝汤主之。

原文：伤寒六七日，发热微恶寒，支节烦疼，微呕，心下支结，外证未去者，柴胡桂枝汤主之。

校：伤寒后逗号，发热、微恶寒对举，当为顿号。支节痛疼、微呕、必心下支结对举，当为顿号，其后句号。

注：发热、微恶寒、支节痛疼为外证，微呕、必心下支结为内证，支结者，支为支撑，胃中胀满之意；结为结滞，肌紧张，西医所谓墨菲点胀痛急结。支节痛疼为心下支结之外证，此胆囊疾病所致之右肩颈牵涉痛。有此外证，必心下支结。

此证见于慢性胆囊炎、素有肝胆疾病者外感，急性无黄疸性肝炎及慢性胆囊炎急性发作偏寒者。无黄疸性肝炎有两个特殊症状：其一是显著乏力，其二是显著厌油。由于没有鼻咽部病毒感染，虽头痛发热，缺少卡他症状（鼻塞、流涕）。

小柴胡汤方后加减法有"若不渴，外有微热者，去人参，加桂枝三两，温覆微汗愈"，不痛故不用芍药。外有微热，故加桂枝解表，里不虚，去人参。盖桂枝、人参皆温，无芍药制之，非虚寒明显者，易化热也。小柴胡汤去人参加桂枝方必不见心下支结之内证也。

又桂枝汤治身痛，小柴胡汤疏解少阳，治身子侧面，故智齿冠周炎、坐骨神经痛、三叉神经痛等皆有可用之时。

柴胡桂枝汤

桂枝（去皮）　黄芩各一两半　人参一两半　甘草一两（炙）　半

夏二合半（洗）　芍药一两半　大枣六枚（擘）　生姜一两半（切）　柴胡四两

上九味，以水七升，煮取三升，去滓，温服一升。本云人参汤，作如桂枝法，加半夏、柴胡、黄芩，复如柴胡法。今用人参作半剂。

评：慢性胆囊炎急性发作偏寒者，家父于方中加一味枳实。一法大柴胡汤，一法四逆散，增强本方利胆作用，甚是。

124．伤寒，五六日，已发汗而复下之，胸胁满、微结、小便不利、渴而不呕。但头汗出，往来寒热，心烦者，此为未解也，柴胡桂枝干姜汤主之。

注：此肝郁脾虚之方。柴胡桂枝汤亦是，然柴胡桂枝汤擅治外证，此方擅治内证。小柴胡汤加减法有"若胁下痞硬，去大枣，加牡蛎四两"，胸胁满、微结，胸胁胀满为主，仅有轻微支结，说明是肝炎肝肿大，并非胆囊炎（肝炎常合并胆囊炎，但症状较轻）。胁下痞硬，痞为胀之意，硬者，此肝脏肿大也。肝脏唯有肿大，胁下才能摸到，需触诊。所谓硬，肝脏之硬度显著高于腹腔组织也。柴胡桂枝汤心下支结，属气分，故可加枳实。本方胁下痞硬，乃形质，当用牡蛎。外证去后，可用鳖甲。天花粉止渴，消肿，又保肝也，小柴胡汤下有"若渴，去半夏，加人参合前成四两半、瓜蒌根四两"。牡蛎、天花粉二味均治肝也，一恢复肝功能，一缩小肝脏，并防止肝硬化。便秘重用天花粉，腹泻重用煅牡蛎。

但头汗出，此有湿热。天花粉利水湿、清热、保肝，甚者去柴胡入茵陈、白术、茯苓等。

《金匮要略》鳖甲煎丸即本方化裁。用鳖甲软肝，柴胡、黄芩、桂枝、干姜疏肝健脾，大黄、桃仁、紫葳、蟅虫、蜣螂、鼠妇、芍药、牡丹皮活血，石韦、人参、阿胶三味养血，因肝硬化导致红、白细胞在脾脏破坏（石韦、人参均能提高白细胞。因无明显炎症，故可用人参，炎症急性发作，可调整）。蜂窠、瞿麦改善雌激素灭活障碍。葶苈子关闭水通道蛋白，防止腹水形成，加半夏、厚朴、乌扇除胀。此方即柴胡桂枝干姜汤复形质之大方也。

小柴胡汤小便不利而渴，天花粉治之，不呕去半夏，因有天花粉，渴亦可干姜。小柴胡汤下有"若胸中烦而不呕者，去半夏、人参，加瓜蒌实一枚；若渴，去半夏，加人参合前成四两半、瓜蒌根四两"。渴而不呕故去半夏加天花粉。

本方与大柴胡汤一虚一实，对方也。柴胡桂枝汤擅治胆囊炎，本方擅治肝炎也。一肝一胆，亦是对方。

柴胡桂枝干姜汤

柴胡半斤　桂枝三两（去皮）　干姜二两　瓜蒌根四两　黄芩三两　牡蛎二两（熬）　甘草二两（炙）

上七味，以水一斗二升，煮取六升，去滓，再煎取三升，温服一升，日三服，初服微烦，复服汗出便愈。

评：为何不用人参？气有余即是火，人参促进炎症反应，导致肝脏炎症迁延不愈，故本方与大柴胡汤均无人参。余治慢性肝炎，但凡炎症活动，肝功能显著异常者，不用参。肝功能正常者，可与之。另外，本证常有腹胀，故不用人参。不胀者，可用之。腹胀者，加厚朴，或再加大腹皮。

胁下痞硬，此肝脏肿大，需触诊，胁下是位置，硬是手感。硬度显著增加者，此肝硬化，或肝癌（尤为伴肝痛者，此肝癌累及肝包膜，小柴胡汤病机条有详述）。今之中医，多不会脏腑触诊。今人见中医有行西医体格检查者，均掩嘴而笑，奔走相告，以为非中医也。吁，怪乎哉也！今之人反不若古人也？

二十二、热入血室

125. 妇人中风，发热恶寒，经水适来，得之七八日，热除而脉迟身凉、胸胁下满、如结胸状、谵语者，此为热入血室也。当刺期门，随其实而泻之。

原文：妇人中风，发热恶寒，经水适来，得之七八日，热除而脉迟身凉。胸胁下满，如结胸状，谵语者，此为热入血室也，当刺期门，随其实而取之。

校：脉迟身凉、胸胁下满、如结胸状、谵语对举，当为顿号。热入血室也后句号。

注：经期外感中风，此经水适来。肝藏血，故血室者，肝也，热入血室故胸胁下满如结胸状，肝藏魂，故谵语。热入血室故卫分之热除。脉迟身凉者非寒，此热入血室，伏于血分，其舌必舌面上淡而舌底红绛。胸胁下满、如结胸状，知在肝，此即"血弱、气尽，腠理开，邪气因入，与正气相搏，结于胁下"也。

126．妇人中风，七八日，续得寒热，发作有时，经水适断者，此为热入血室。其血必结，故使如疟状、发作有时，小柴胡汤主之。

原文：妇人中风，七八日续得寒热，发作有时，经水适断者，此为热入血室，其血必结，故使如疟状，发作有时，小柴胡汤主之。

校：七八日后逗号，热入血室后句号，疟状后顿号。

注：经期外感中风。中风多虚，故经水适断。发作有时如疟状，即正邪分争，往来寒热，休作有时。大气一转，其结乃散。何故？结于肝经血分也。

127．妇人伤寒，发热，经水适来，昼日明了、暮则谵语，如见鬼状者，此为热入血室。无犯胃气，及上二焦，必自愈。

原文：妇人伤寒，发热，经水适来，昼日明了，暮则谵语，如见鬼状者，此为热入血室。无犯胃气，及上二焦，必自愈。

校：昼日明了、暮则谵语对举，当为顿号。

注：经期外感伤寒。伤寒多实，故经水适来，经去则愈。

二十三、伤寒心悸

128．伤寒，二三日，心中悸而烦者，小建中汤主之。

原文：伤寒二三日，心中悸而烦者，小建中汤主之。

注：气虚伤寒，伴心中悸而烦者，小建中汤主之。

129. 伤寒，脉结代，心动悸，炙甘草汤主之。

原文：伤寒脉结代，心动悸，炙甘草汤主之。

注：心律不齐，有传导阻滞。心动悸指心悸伴有自觉心中怦怦动也。

炙甘草汤

甘草四两（炙）　生姜三两（切）　人参二两　生地黄一斤　桂枝二两（去皮）　阿胶二两　麦门冬半升（去心）　麻仁半升　大枣十二枚（擘）

上九味，以清酒七升，水八升，先煮八味取三升，去滓，内胶烊消尽，温服一升，日三服。一名复脉汤。

130. 脉按之来缓，时一止复来者，名曰结。又脉来动而中止，更来小数，中有还者反动，名曰结，阴也。脉来动而中止，不能自还，因而复动者，名曰代，阴也。得此脉者，必难治。

原文：脉按之来缓，时一止复来者，名曰结。又脉来动而中止，更来小数，中有还者反动名曰结，阴也。脉来动而中止，不能自还，因而复动者，名曰代，阴也。得此脉者必难治。

注：促、结、代脉，心律不齐也。促为快速性心律不齐，名曰阳，如早搏。结代脉为缓慢性心律不齐，名曰阴，如房室传导阻滞。

第二章　辨太阳病脉证并治中

一、火逆惊狂

131．太阳病，以火熏之，不得汗，其人必躁。过经不解，必清血。名曰火邪。

原文：太阳病，以火熏之，不得汗，其人必躁，到经不解，必清血，名为火邪。

校：其人必躁后句号。到经不解改过经不解。必清血后句号。

注：太阳病，以火熏之，不得汗，因火攻提高西医所谓交感神经活性，其人必躁。过经则太阳表证已解，仍烦躁不解者，必鼻衄或咳血（多剧烈咳嗽，气管、支气管毛细血管破裂出血；又结核、肺癌亦可见出血）。

132．脉浮，热甚，此为实。而反灸之，实以虚治，因火而动，必咽燥、唾血。

原文：脉浮热甚，而反灸之，此为实，实以虚治，因火而动，必咽燥吐血。

校：脉浮后逗号，此为实提前，后句号。

注：脉浮，热甚，此伤寒。中风条有云微热者，故热甚多伤寒。实以虚治，火攻或扶阳，因火而动，必咽燥、唾血。

133．微数之脉，慎不可灸。因火为邪，则为烦逆。追虚逐实，血散脉中。火气虽微，内攻有力。焦骨伤筋，血难复也。

原文：微数之脉，慎不可灸，因火为邪，则为烦逆，追虚逐实，血散脉中，火气虽微，内攻有力，焦骨伤筋，血难复也。脉浮，宜以汗解，用火灸之，邪无从出，因火而盛，病从腰以下必重而痹，名火逆也。欲自解者，必当先烦，烦乃有汗而解。何以知之？脉浮故知汗出解。

校：慎不可灸、则为烦逆、血散脉中、内攻有力后均为句号。

注：微数之脉，虚而有热，慎不可灸。若灸之，因火为邪，则为烦逆。追虚，虚者，微也；逐实，实者，数也。血散脉中，则脉虚变实，数者更数。灸者火气虽微，内攻有力。焦骨伤筋，血难复也。

评：此条言语甚为规整，今人断句有误，余实不解。莫非一人错则万人错，学而不思故也？此条为灸法禁忌。今人作灸，摸脉乎？

134. 脉浮，宜以汗解。用火灸之，邪无从出，因火而盛。病从腰以下必重而痹，名火逆也。欲自解者，必当先烦，乃有汗而解。何以知之？脉浮，故知汗出解也。

原文：微数之脉，慎不可灸，因火为邪，则为烦逆，追虚逐实，血散脉中，火气虽微，内攻有力，焦骨伤筋，血难复也。脉浮，宜以汗解，用火灸之，邪无从出，因火而盛，病从腰以下必重而痹，名火逆也。欲自解者，必当先烦，烦乃有汗而解。何以知之？脉浮故知汗出解。

校：宜以汗解、因火而盛后句号。

注：病从腰以下必重而痹，此火逆独证。欲自解者，必当先烦，乃有汗而解。烦者阳气出，汗者与邪出路。何以知之？脉浮，故知汗出解也。

评：邪无从出，因火而盛。此病机之要眼，跳出本条，则一语惊醒梦中人。跳出伤寒看伤寒者，可谓真懂仲景者也。脉浮，宜以汗解。脉浮，故知汗出解也。此即病治精髓也。

135. 形作伤寒，其脉不弦紧而弱者，必渴。弱者，发热汗出。被火者必谵语。解之当汗出愈。

原文：形作伤寒，其脉不弦紧而弱。弱者必渴，被火必谵语。弱者发热脉浮，解之当汗出愈。

校：弱者，发热汗出提前，后句号。脉浮当为汗出。

注：形似伤寒，头痛发热，但脉不弦紧而弱，弱者，发热汗出，此为中风。中风者，时有口渴。被火者必谵语。解之当汗出愈。

136．太阳伤寒，加温针必惊也。

原文：太阳伤寒者，加温针必惊也。

校：者为衍文，去之。

注：非阳虚者，温针不宜。外感促进交感神经活性，发汗、火迫、烧针均提高交感活性，故易悸、惊、狂、失眠、烦躁。

评：《金匮要略》云："寸口脉动而弱，动即为惊，弱则为悸。"盖太阳病本质为病毒感染导致交感神经兴奋，故其脉浮（交感神经递质肾上腺素使浅表动脉靠近皮肤，因其后发热汗出，带走体温）。麻黄碱具有拟交感递质活性，用之不当，可导致惊悸（参见下条）。温针显著提高交感神经活性，故亦容易惊悸。寸脉弱者，中气多下陷，本脾虚之人，外感本属桂枝汤证，温针尤当慎之。

137．发汗过多，其人叉手自冒心，心下悸、欲得按者，桂枝甘草汤主之。

注：悸。其人叉手自冒心为独证，必手心汗多。汗多心下悸，欲得按，故其人叉手自冒心。望之身体内卷，所谓阳虚不能平心静气也。此望人，推而广之，亦然。

观心之法，虚里心下。所谓心下悸，指剑突下搏动。心底主要由右心室构成，心下悸，即可见右心室搏动，常见于右心室肥大，多因肺心病、风心病。当慎外感，易心衰故也。又或麻黄强心，右心室强烈收缩，可见搏动也。心阳虚者，对麻黄尤为敏感，当慎之。

桂枝甘草汤

桂枝四两（去皮）　甘草二两（炙）

上二味，以水三升，煮取一升，去滓，顿服。

评：前云"未持脉时，病人叉手自冒心。师因教试令咳而不咳者，此必两耳聋无所闻也。所以然者，以重发汗，虚故如此"，叉手自冒心，心阳虚也，不夹饮者，宜桂枝甘草汤，夹饮者宜五苓散。

138．火逆下之，因烧针烦躁者，桂枝甘草龙骨牡蛎汤主之。

注：烦躁加龙骨、牡蛎，桂枝减量。心阳虚烦躁，加龙骨、牡蛎；阳虚夹饮烦躁失眠，宜五苓散，即前云"发汗已，脉浮数，烦、渴者，五苓散主之"。

桂枝甘草龙骨牡蛎汤

桂枝一两（去皮）　甘草二两（炙）　牡蛎二两（熬）　龙骨二两

上四味，以水五升，煮取二升半，去滓，温服八合，日三服。

139. 伤寒，脉浮，医以火迫劫之，亡阳必惊狂。卧起不安者，桂枝去芍药加蜀漆牡蛎龙骨救逆汤主之。

原文：伤寒脉浮，医以火迫劫之，亡阳必惊狂，卧起不安者，桂枝去芍药加蜀漆牡蛎龙骨救逆汤主之。

桂枝去芍药加蜀漆牡蛎龙骨救逆汤

桂枝三两（去皮）　甘草二两（炙）　生姜三两（切）　大枣十二枚（擘）　牡蛎五两（熬）　蜀漆三两（洗去腥）　龙骨四两

上七味，以水一斗二升，先煮蜀漆，减二升，内诸药，煮取三升，去滓，温服一升。本云，桂枝汤今去芍药加蜀漆、牡蛎、龙骨。

评：亡阳必惊狂，此惊狂病机，何其清晰？读之不能惊醒者，死读书不如无书。

140. 伤寒，八九日，下之，胸满、烦、惊、小便不利、谵语、一身尽重、不可转侧者，柴胡加龙骨牡蛎汤主之。

原文：伤寒八九日，下之，胸满烦惊，小便不利，谵语，一身尽重，不可转侧者，柴胡加龙骨牡蛎汤主之。

校：伤寒为病，八九日为时，下之为治，皆为逗号。胸满、烦、惊、小便不利、谵语、一身尽重、不可转侧对举，当为顿号。

注：少阳烦惊、谵语，必胸满、一身尽重、不可转侧，小柴胡汤去甘草（甘草有皮质激素样作用，部分人服之兴奋）。小便不利，加桂枝、茯苓治太阴，除小便不利。大黄治从阳明（阳明腑实烦躁），龙骨、牡蛎、铅丹重镇。

柴胡加龙骨牡蛎汤

柴胡四两　龙骨　黄芩　生姜（切）　铅丹　人参　桂枝（去皮）　茯苓各一两半　半夏二合半（洗）　大黄二两　牡蛎一两半（熬）　大枣六枚（擘）

上十二味，以水八升，煮取四升，内大黄，切如棋子，更煮一两沸，去滓，温服一升。本云，柴胡汤今加龙骨等。

评：仲景镇静之法，太阳蓄水用桂枝、茯苓；少阳气郁用柴胡、黄芩；阳明寒中用半夏、生姜，热中用栀子、淡豆豉，腑实用大黄；太阴气虚用人参、大枣，阳虚用干姜；少阴阳虚用桂枝、甘草、龙骨、牡蛎、铅丹，或附子；厥阴用乌梅、花椒、肉桂。

141. 伤寒，腹满、谵语，寸口脉浮而紧，此肝乘肺也，名曰纵，刺期门。

原文：伤寒，腹满谵语，寸口脉浮而紧，此肝乘脾也，名曰纵，刺期门。

校：脾改肺。

注：寸口脉浮而紧属伤寒，肺之病，谵语属少阳。肝下肺上故曰纵。

伤寒为病，腹满、谵语，寸口脉浮而紧，为证，名曰纵为下定义，此肝乘肺也，为病机，即定义的本质特征，刺期门为治法。

142. 中风，发热、自汗出、啬啬恶寒。大渴、欲饮水，其腹必满。小便利，其病欲解。此肝乘脾也，名曰横，刺期门。

原文：伤寒发热，啬啬恶寒，大渴欲饮水，其腹必满，自汗出，小便利，其病欲解，此肝乘肺也，名曰横，刺期门。

校：伤寒改中风，后逗号。发热、啬啬恶寒对举，当为顿号。大渴、欲饮水对举，当为顿号。恶寒后句号，其腹必满后句号。肺改脾。

注：自汗出，脾虚也。若喝水过多，肺不能输布水液，水液停留胃肠，其腹必满，发热、啬啬恶寒、口渴属少阳。少阳之为病，口苦

咽干、目眩也。此肝乘脾也，若小便利，水液输布，此病欲解也。木克土，故曰横。与上条，一谵语，一口渴，一虚，一实。

143. 太阳病，二日，反躁，反熨其背而大汗出。火热入胃，胃中水竭，躁烦必发谵语。十余日振利、自下利者，此为欲解也。故其汗从腰以下不得汗。欲小便不得、失溲、小便当数而反不数，反呕、大便当硬、大便已头卓然而痛，其人足下恶风、足心必热，谷气下流故也。

原文：太阳病，二日反躁，凡熨其背，而大汗出，大热入胃（一作二日内，烧瓦熨背，大汗出，火气入胃），胃中水竭，躁烦必发谵语，十余日振栗自下利者，此为欲解也。故其汗从腰以下不得汗，欲小便不得，反呕，欲失溲，足下恶风，大便鞭，小便当数，而反不数，及不多，大便已，头卓然而痛，其人足心必热，谷气下流故也。

校：二日后逗号，其背后逗号，必发谵语后句号，振利后顿号。失溲前欲字去之。不得汗后句号。失溲、小便当数而反不数提前，与欲小便不得对举，顿号。反呕、大便当硬、大便已头卓然而痛，移至一处对举，当为顿号。足下恶风、足心必热，一处对举，当为顿号。

注：太阳病二日传少阳，烦躁再火攻，传阳明必谵语。十余日振利、自下利者，邪从阳明解。其汗从腰以下不得汗，故振利。振利者，寒战下利。欲小便不得、小便当数而反不数、失溲，此下焦小便失常；反呕、大便当硬及大便已头卓然而痛，此下焦大便失常。足下恶风、足心必热，此下焦也。其因皆为谷气下流，故从腰以下不得汗，自下利解。

评：失溲前欲字为衍文，当去之。今本作欲失溲，然则"想遗尿"，究竟是否有遗尿？遗尿还可以欲控之？故应去欲字。

二、阳虚烦躁

144. 发汗、若下之，病仍不解，烦躁者，茯苓四逆汤主之。

原文：发汗，若下之，病仍不解，烦躁者，茯苓四逆汤主之。

注：发汗兴奋交感神经，易烦躁。阳虚之人，可重用茯苓镇静。茯苓镇静，除烦，安眠，需大剂量。

茯苓四逆汤

茯苓四两　人参一两　附子一枚（生用，去皮，破八片）　甘草二两（炙）　干姜一两半

上五味，以水五升，煮取三升，去滓，温服七合，日二服。

评：今人以茯苓治脱发，云水云土，学者用之，时效时不效。余哑然失笑。效者必斑秃，何以故？斑秃者，交感神经兴奋，毛囊收缩，毛发营养不良，故脱。此病用茯苓亦有不效者。余复笑。交感神经兴奋，有不夹湿者，如《金匮要略》桂枝加龙骨牡蛎汤治疗目眩发落，亦有少阳紧张焦虑者，如四逆散。理法方药，明理第一也。

三、奔豚

145. 烧针令其汗，针处被寒，核起而赤者，必发奔豚。气从少腹上冲心者，灸其核上各一壮，与桂枝加桂汤，更加桂二两也。

原文：烧针令其汗，针处被寒，核起而赤者，必发奔豚。气从少腹上冲心者，灸其核上各一壮，与桂枝加桂汤更加桂二两也。

注：此奔豚不夹饮也。核起而赤者，本方又治荨麻疹。烧针令其汗，针处被寒，核起而赤者，必发奔豚。故火针必避寒。核起而赤者，指针处有红色皮丘，实针灸刺激肥大细胞脱颗粒，与荨麻疹同理。可灸其核上各一壮。

桂枝加桂汤

桂枝五两（去皮）　芍药三两　生姜三两（切）　甘草二两（炙）　大枣十二枚（擘）

上五味，以水七升，煮取三升，去滓，温服一升。本云，桂枝汤今加桂满五两。所以加桂者，以能泄奔豚气也。

评：《金匮要略》云："奔豚病从少腹起，上冲咽喉，发作欲死，复还止，皆从惊恐得之。"究其原因"病有奔豚，有吐脓，有惊怖，有火邪，此四部病，皆从惊发得之。"此相当于西医所谓急性焦虑、惊恐发作。前文云："太阳伤寒，加温针必惊也。"则为广泛性焦虑。今人讲奔豚，五花八门。不识病，叹何论治？西医对焦虑症发生、发展、诊

断、转归论述甚详，何不学习借鉴之？

《金匮要略》防己黄芪汤后云："胃中不和者，加芍药三分；气上冲者，加桂枝三分；下有沉寒者，加细辛三分。"寥寥数语，道尽仲景用药机密。世人无明，视之不见，故曰读书无用也，古方不治今病也！

146. 发汗后，其人脐下悸者，欲作奔豚，茯苓桂枝甘草大枣汤主之。

注：《金匮要略》云："寸口脉动而弱，动即为惊，弱则为悸。"此病总属心脾两虚，太阴少阴同病，苓桂剂主之。脐下悸者，多消瘦之人，腹主动脉搏动可见或可知，或为腹主动脉瘤，严重者需当心动脉瘤破裂。大枣走血分，故易白术。

茯苓桂枝甘草大枣汤

茯苓半斤　桂枝四两（去皮）　甘草二两（炙）　大枣十五枚（擘）

上四味，以甘澜水一斗，先煮茯苓，减二升，内诸药，煮取三升，去滓，温服一升，日三服。

作甘澜水法：取水二斗，置大盆内，以杓扬之，水上有珠子五六千颗相逐，取用之。

注：核心之一在苓、桂剂量，另外甘草不可去。

评：甘澜水，富氧，可镇静。甘，甜也；澜，波澜也。可用高山瀑布潭中活水。

147. 伤寒，若吐、若下后，心下逆满、气上冲胸、起则头眩，脉沉紧。发汗则动经，身为振振摇者，茯苓桂枝白术甘草汤主之。

原文：伤寒若吐、若下后，心下逆满，气上冲胸，起则头眩，脉沉紧，发汗则动经，身为振振摇者，茯苓桂枝白术甘草汤主之。

校：伤寒为病，加逗号，若吐、若下后为治法对举，心下逆满、气上冲胸、起则头眩为证候对举，改顿号，沉紧为脉。

注：交感神经活性增加，身为振振摇者，茯苓桂枝白术甘草汤主

之。下条云阳虚者，真武汤主之，可参。

茯苓桂枝白术甘草汤

茯苓四两　桂枝三两（去皮）　白术　甘草（炙）各二两

上四味，以水六升，煮取三升，去滓，分温三服。

148. 太阳病，发汗，汗出不解，其人仍发热。心下悸、头眩、身瞤动、振振欲擗地者，真武汤主之。

原文：太阳病发汗，汗出不解，其人仍发热，心下悸，头眩，身瞤动，振振欲擗地者，真武汤主之。

校：太阳病后逗号，其人仍发热后句号，心下悸、头眩、身瞤动为顿号。

注：太阳病，发汗，汗出不解，故其人仍发热。解则热退、脉静、身凉，否则为温病。为何汗出不解？阳虚故也。阳虚发汗，汗出之后，不夹饮者恶寒，方如芍药甘草附子汤；夹饮者多发热，方如真武汤。夹饮者何以发热，太阳为寒水之经，饮动则出现太阳类证之发热也。

此太少两感证，麻黄汤发汗动饮，导致交感神经异常兴奋。此条可见肾虚型哮喘，若以小青龙汤辈，有诱发哮喘持续状态者，可与真武汤。

真武汤

茯苓三两　芍药三两　白术二两　生姜三两（切）　附子一枚（炮，去皮，破八片）

上五味，以水八升，煮取三升，去滓，温服七合，日三服。若咳者，加五味子半升、细辛一两、干姜一两；若小便利者，去茯苓；若下利者，去芍药，加干姜二两；若呕者，去附子，加生姜，足前为半斤。

评：阳虚夹饮咳嗽，与真武汤加姜辛味。气虚夹饮咳嗽，宜五苓散。

四、心中结痛

149. 发汗、吐、下后，虚烦、不得眠。若剧者，必反复颠倒、心中懊侬者，栀子豉汤主之。若少气者，栀子甘草豉汤主之。若呕者，栀子生姜豉汤主之。

原文：发汗后，水药不得入口为逆，若更发汗，必吐下不止。发汗吐下后，虚烦不得眠，若剧者，必反复颠倒，心中懊侬，栀子豉汤主之；若少气者，栀子甘草豉汤主之；若呕者，栀子生姜豉汤主之。

校：虚烦不得眠后句号，虚烦后顿号。发汗、吐、下对举，当为顿号。

注：发汗抑制胃肠蠕动，吐、下均伤脾胃，抑制胃肠蠕动。反复颠倒一指心情，一指食物反流。心中懊侬者，一指反酸烧心，一指情绪异常，以胃食管反流病为心身疾病。栀子为中医治疗急性抑郁之专药。少气者，加甘草；呕者，加生姜。

栀子豉汤

栀子十四个（擘） 香豉四合（绵裹）

上二味，以水四升，先煮栀子，得二升半，内豉，煮取一升半，去滓，分为二服，温进一服，得吐者，止后服。

栀子甘草豉汤

栀子十四个（擘） 甘草二两（炙） 香豉四合（绵裹）

上三味，以水四升，先煮栀子、甘草，取二升半，内豉，煮取一升半，去滓，分二服，温进一服，得吐者，止后服。

栀子生姜豉汤

栀子十四个（擘） 生姜五两 香豉四合（绵裹）

上三味，以水四升，先煮栀子、生姜，取二升半，内豉，煮取一升半，去滓，分二服，温进一服，得吐者，止后服。

评：栀子除烦抗抑郁，方如栀子豉汤，热重者宜。生姜除烦，方如《金匮要略》生姜半夏汤，又如本方，湿重者宜。干姜除烦，方如干姜附子汤，寒重者宜。

150. 下利后更烦，按之心下濡者，为虚烦也，宜栀子豉汤。

注：阳明胃家，有虚烦、实烦。虚指胃中无食物，实指胃中食积。按之心下濡者，胃中无食积，故知此烦为虚烦（阳明病篇有"胃中空

虚"，即没有食物之意）。

评：今之学子，提及虚，便是八纲虚实之虚；提及阳，便是八纲寒热之热。

151．发汗、若下之而烦、热、胸中窒者，栀子豉汤主之。

原文：发汗若下之，而烦热胸中窒者，栀子豉汤主之。

校：发汗后顿号。烦、热、胸中窒对举，当为顿号。

注：热一指发热，一指烧心。胸中窒，食管炎、食管憩室，又指上焦胸闷。故此方又为湿热温病之方。阳明病篇有"阳明病，下之，其外有热，手足温，不结胸，心中懊恼，饥不能食，但头汗出者，栀子豉汤主之"，但头汗出者，湿热也。

152．伤寒，五六日，大下后，身热不去，心中结痛者，未欲解也，栀子豉汤主之。

原文：伤寒五六日，大下之后，身热不去，心中结痛者，未欲解也，栀子豉汤主之。

注：大下后身热不去属湿热。下后胃肠蠕动抑制，食物反流刺激食管，故心中结痛。此属热结，在食管，非结胸。结胸正心下，按之痛，即食管末端之贲门炎。

153．伤寒，下后，心烦热、腹满、卧起不安者，栀子厚朴汤主之。

原文：伤寒下后，心烦腹满，卧起不安者，栀子厚朴汤主之。

注：腹满、卧起不安为腹压高，容易反流，加枳实、厚朴行气，降低反流。

栀子厚朴汤

栀子十四个（擘）　厚朴四两（炙，去皮）　枳实四枚（水浸，炙令黄）

上三味，以水三升半，煮取一升半，去滓，分二服，温进一服，得吐者，止后服。

评：此气上冲胸，胸中痛热，非乌梅丸也。此为三阳实证，非三阴虚证。

154. 凡用栀子汤，病人旧微溏者，不可与服之。

注：旧微溏者，发病前微溏，以炎症可导致便秘，掩盖便溏，方见下条。

155. 伤寒，医以丸药大下之，身热不去、微烦者，栀子干姜汤主之。

原文：伤寒，医以丸药大下之，身热不去，微烦者，栀子干姜汤主之。

注：参上条，可治本病（胃食管反流病或抑郁症）有脾虚便溏者。

栀子干姜汤

栀子十四个（擘）　干姜二两

上二味，以水三升半，煮取一升半，去滓，分二服，温进一服，得吐者，止后服。

五、腹胀满

156. 发汗后，腹胀满者，厚朴生姜半夏甘草人参汤主之。

注：发汗抑制胃肠蠕动，故腹胀满，尤多见于脾虚病人，以脾虚之人本胃肠蠕动减弱，对抑制剂敏感。急则治标，厚朴、生姜、半夏、甘草、人参剂量半量递减。胀去十之七八而不能根除者，此时缓则治本，剂量反其道而行之可也。

厚朴生姜半夏甘草人参汤

厚朴半斤（炙，去皮）　生姜半斤（切）　半夏半升（洗）　甘草二两　人参一两

上五味，以水一斗，煮取三升，去滓，温服一升，日三服。

评：此证不学伤寒者，喜用四君、六君，见效缓慢，本方一剂知。

六、恶寒

157. 发汗后，恶寒者，虚故也。不恶寒，但热者，实也。当和胃中，宜调胃承气汤。

原文：发汗后恶寒者，虚故也。不恶寒，但热者，实也，当和胃气，与调胃承气汤。

校：发汗后逗号，实也后句号，宜更合原意。

注：此条一阳虚，一胃热。

158. 发汗，病不解，反恶寒者，虚故也，芍药甘草附子汤主之。

注：反恶寒指表解（鼻塞头痛等除）却恶寒，汗伤阳气也，此本阳虚之人。阳加于阴谓之汗，故与芍药甘草附子汤。气虚者，去附子加桂枝，更添姜枣和营卫，即桂枝汤。芍药敛阴，发汗后恶寒芍药甘草附子汤，自汗桂枝汤，漏汗如桂枝加附子汤（芍药甘草附子汤与桂枝汤合方也）。

芍药甘草附子汤

芍药　甘草（炙）各三两　附子一枚（炮、去皮、破八片）

上三味，以水五升，煮取一升五合，去滓，分温三服。疑非仲景方。（校：疑非仲景方此句去之，真仲景方也。）

评：此表里传经。阳加于阴谓之汗，阳者，太阳也，阴者，少阴也；阳者，少阴之阳也，阴者，少阴之阴也。阳虚者，发汗亡阳，故脉微；阴虚者，发汗亡血（实亡阴，血中水分丢失也），故脉细。少阴之为病，脉微细也。阳虚发汗，亡阳，或常人大发汗，亦亡阳，故恶寒，此太阳传少阴。

又阳虚之人，常带三分表证（西医所谓免疫漂移，体液免疫亢进），常见荨麻疹、过敏性鼻炎、类风湿病等。急性发作，此少阴传太阳也，详见少阴病篇之太少两感证。

太阳少阴，表里传也（此表里，非表里两经之意）；太阴阳明，虚实传也（实则阳明，虚则太阴）；少阳厥阴，寒热传也（少阳之上，火气治之；厥阴两阴交尽，寒气逼迫）。

又芍药配附子，可增强附子止痛作用，方如《金匮要略》之桂枝芍药知母汤，又增强附子利尿作用，方如真武汤。芍药泄肝，配附子不易上火，属从龙三十六法之一。附子无姜不热，干姜配附子增效，方如四逆汤，而芍药配附子减毒也。两方一用甘草增强附子疗效（甘草有拟皮质激素样作用，附子可促进肾上腺素合成，皮质激素可以增强肾上腺素的心血管作用），一用甘草减附子热毒，服后不易上火（法同甘草干姜汤。甘草又走太阴，土能盖火也）。故四逆汤与芍药甘草附子汤，对方也，一刚一柔。

《温热论》云："面色苍者，须要顾其津液，清凉到十分之六七，往往热减身寒者，不可便云虚寒而投补剂，恐炉烟虽熄，灰中有火也。"此温病与伤寒之大不同也，温病见此证，加附子、芍药，每致危急。

第三章 辨太阳病脉证并治下

一、误吐下

159. 伤寒，十三日，过经谵语者，以有热也，当以汤下之。若小便利者，大便当硬，而反下利，脉调和者，知医以丸药下之，非其治也。若自下利者，脉当微厥，今反和者，此为内实也，调胃承气汤主之。

原文：伤寒十三日，过经谵语者，以有热也，当以汤下之。若小便利者，大便当鞕，而反下利，脉调和者，知医以丸药下之，非其治也。若自下利者，脉当微厥，今反和者，此为内实也，调胃承气汤主之。

注：前云："伤寒，十三日不解，胸胁满而呕，日晡所发潮热，已而微利。此本柴胡证，下之以不得利。今反利者，知医以丸药下之，非其治也。"可参。本条无柴胡证而已。后云："结胸者，项亦强，如柔痉状，下之则和，宜大陷胸丸方。"此即以丸，下饮之方，故非其治也。

评：丸药（下饮方，如大陷胸丸）误下三条，除上二条，又："伤寒，医以丸药大下之，身热不去、微烦者，栀子干姜汤主之。"

160. 太阳病，过经十余日，心下温温欲吐而胸中痛，大便反溏，腹微满，郁郁微烦。先此时自极吐下者，与调胃承气汤。若不尔者，不可与。但欲呕、胸中痛、微溏，此非柴胡证。以呕，故知极吐下也。

原文：太阳病，过经十余日，心下温温欲吐，而胸中痛，大便反溏，腹微满，郁郁微烦。先此时自极吐下者，与调胃承气汤。若不尔者，不可与。但欲呕，胸中痛，微溏者，此非柴胡汤证，以呕故知极吐下也。

校：温温欲吐后、而前逗号去之。

注：郁郁微烦，有阳明烦躁与少阳烦躁之区别。虽烦，但欲呕、胸中痛、微溏，此非柴胡证。胸中痛因呕吐胃酸刺激食管，故痛。先此时

自极吐下，吐伤胃，下伤脾，故后心下温温欲吐，大便溏。腹微满，不能食而便溏，又需与太阴脾虚鉴别。心下温温欲吐，恶心是也，与脾虚呕不同。胃络通于心，恶心而胸中痛，仍属阳明胃家实，可与调胃承气汤。

评：此条语焉不详。便溏者有寒热之别，虚则太阴，实则阳明。大便溏而不爽，肛门火热，此阳明病，当下之。因溏，故调胃承气汤。又烦躁当阳明与少阳鉴别，大意不外如此。

161. 太阳病，当恶寒发热。今自汗出，反不恶寒发热，关上脉细数者，以医吐之过也。一二日吐之者，腹中饥，口不能食；三四日吐之者，不喜糜粥，欲食冷食，朝食暮吐，以医吐之所致也，此为小逆。

原文：太阳病，当恶寒发热，今自汗出，反不恶寒发热，关上脉细数者，以医吐之过也。一二日吐之者，腹中饥，口不能食；三四日吐之者，不喜糜粥，欲食冷食，朝食暮吐。以医吐之所致也，此为小逆。

校：当恶寒发热后句号。

注：吐之水电解质丢失，血中液体向组织转移，故脉细，血容量不足，心率代偿性增强，故脉数。一二日吐之者，腹中饥，口不能食者可参阳明病篇："阳明病，下之，其外有热，手足温，不结胸，心中懊憹，饥不能食，但头汗出者，栀子豉汤主之。"三四日吐之者，不喜糜粥，欲食冷食，朝食暮吐，此太阴病，参"伤寒三日，三阳为尽，三阴受邪，其人反能食而不呕，此为三阴不受邪也"。

评：此证自汗出，学者多不解其理。呕吐本伴汗出，不知者可以鸡毛探吐一试，学医者不可无常识也。

三四日吐之者，朝食暮吐，以医吐之所致也，此为小逆。朝食暮吐，西医所谓幽门梗阻，多胃窦癌，故为逆。然此证多表现为饮食积滞，又脉滑，故医吐之。究其实，癌症也。轻者仅仅表现为胃口缩小，食则饱，易反流，常被当成胃炎、胃食管反流。余业肿瘤，见此情形比比皆是。

162. 太阳病，吐之，但太阳病当恶寒，今反不恶寒，不欲近衣者，此为吐之内烦也。

原文：太阳病吐之，但太阳病当恶寒，今反不恶寒，不欲近衣，此为吐之内烦也。

注：吐之内烦发热，此常识。宜参前第二条：病人身大热，反欲近衣者，以热在皮肤、寒在骨髓也。身大寒，反不欲近衣者，寒在皮肤、热在骨髓也。

163. 病人脉数，数为热，当消谷引食。而反吐者，此以发汗，令阳气微，膈气虚，脉乃数也。数为客热，不能消谷。以胃中虚冷，故吐也。

原文：病人脉数，数为热，当消谷引食，而反吐者，此以发汗，令阳气微，膈气虚，脉乃数也。数为客热，不能消谷，以胃中虚冷，故吐也。

评：脉数为热，热当消谷。若为客热，不能消谷。此二句为醍醐灌顶之语，学者当深思。何为客热？脉数反吐者，此数为虚热。本寒，不能消谷，故腹胀呕吐，后云"太阴之为病，腹满而吐，食不下"是也。

二、结胸

164. 问曰：病有结胸、有脏结，其状何如？答曰：按之痛，寸脉浮、关脉沉，名曰结胸也。

原文：问曰：病有结胸，有藏结，其状何如？答曰：按之痛，寸脉浮，关脉沉，名曰结胸也。

注：正心下，按之痛，西医所谓贲门炎也。贲门属于胃上口，内经所谓上焦出胃上口。《灵枢·营卫生会》云："上焦出于胃上口，并咽以上，贯膈而布胸中。"因属上焦，故寸脉浮。右关候脾胃，结则关脉沉，其理与阳明腑实内结脉沉同理。

评：结，有寒结、热结、气结、血结、内结（指大便干结）等不同。

165. 何谓脏结？答曰：如结胸状，饮食如故，时时下利，寸脉浮、关脉小细沉紧，名曰脏结。舌上白苔滑者，难治。

原文：何为藏结？答曰：如结胸状，饮食如故，时时下利，寸脉浮，关脉小细沉紧，名曰藏结。舌上白苔滑者，难治。

注：脏结如结胸状，正心下，按之痛，寸脉浮，然关脉小细沉紧，时时下利，舌上白苔滑者，此贲门癌，初起饮食如故。

166. 脏结无阳证，不往来寒热，其人反静，舌上胎滑者，不可攻也。

原文：藏结无阳证，不往来寒热（一云，寒而不热），其人反静，舌上胎滑者，不可攻也。

注：宜小青龙去麻黄加附子汤，可参之。

167. 病胁下素有痞，连在脐旁，痛引少腹，入阴筋者，此名脏结，死。

原文：病胁下素有痞，连在脐傍，痛引少腹，入阴筋者，此名藏结，死。

注：此多肝脾肿大，因痛引少腹，多肝癌，入阴筋者，寒入厥阴也。肝癌湿热多，阳虚亦有。死不治。

评：阴筋练养治法，非人勿传也。不可言，不可言也。

168. 病发于阳，而反下之，热入因作结胸。病发于阴，而反下之，因作痞也。所以成结胸者，以下之太早故也。

原文：病发于阳，而反下之，热入因作结胸；病发于阴，而反下之（一作汗出），因作痞也。所以成结胸者，以下之太早故也。结胸者，项亦强，如柔痉状，下之则和，宜大陷胸丸。

注：结胸属阳，阳明胃家实是也。痞属太阴，太阴脾家虚是也。下之胃肠蠕动抑制，虚者为脾，实者反流导致贲门炎，为小结胸。小结胸者，阳明胃腑实也。诸承气汤，阳明大肠腑实也。

评：阳明之为病，胃家实是也。胃家指胃与大肠，千古不明其理，不知其方。

169．脉浮而紧，而复下之，紧反入里，则作痞。按之自濡，但气痞耳。

原文：脉浮而紧，而复下之，紧反入里，则作痞，按之自濡，但气痞耳。

注：痞，胀气也，故按之自濡，非食、非水、非瘤也。

170．太阳病，下之，其脉促，不结胸者，此为欲解也。脉浮者，必结胸也。脉弦者，必两胁拘急。脉紧者，必咽痛。脉细数者，头痛未止。脉沉紧者，必欲呕。脉沉滑者，协热利。脉浮滑者，必下血。

原文：太阳病，下之，其脉促（一作纵），不结胸者，此为欲解也。脉浮者，必结胸。脉紧者，必咽痛。脉弦者，必两胁拘急。脉细数者，头痛未止。脉沉紧者，必欲呕。脉沉滑者，协热利。脉浮滑者，必下血。

校：脉弦者必两胁拘急提前。

注：此所谓平脉辨证也。太阳病，下后八脉，浮、沉、促、数、弦、紧、细、滑，学者当结合伤寒全书，前后对应，细细品味。如伤寒脉弦细，头痛发热者，属少阳。本条脉细数者，头痛未止。可知头痛与脉细有关。脉沉紧者，必欲呕。以沉属阳明，紧为寒，故呕。与脉紧者，必咽痛相区别。而脉沉滑者，协热利。沉为阳明，滑为痰湿，故主下利，此阳明大肠，又与前阳明胃不同。

171．太阳病，脉浮而动数。浮则为风，数则为热。动则为痛，数则为虚。头痛、发热、汗出而反恶寒者，表未解也。医反下之，动数变迟。膈内拒痛，胃中空虚，客气动膈，短气烦躁、心中懊侬。阳气内陷，心下因硬，则为结胸，大陷胸汤主之。若不结胸，但头汗出、余处无汗、剂颈而还。小便不利，身必发黄。

原文：太阳病，脉浮而动数，浮则为风，数则为热，动则为痛，数则为虚，头痛发热，微盗汗出，而反恶寒者，表未解也。医反下之，动数变迟，膈内拒痛（一云头痛即眩），胃中空虚，客气动膈，短气躁烦，心中懊憹，阳气内陷，心下因鞕，则为结胸，大陷胸汤主之。若不结胸，但头汗出，余处无汗，剂颈而还，小便不利，身必发黄。

校：去微盗二字，各句当断则断。

注：浮则为风，外感也。数则为热，发热也，体温增加1℃，脉搏增加10次。动则为痛，数则为虚，中风脉数，表虚也。头痛、发热、汗出而反恶寒者，表未解也。医反下之，动数变迟，阳气伤也。膈内拒痛，胃中空虚，客气动膈，短气烦躁、心中懊憹，此栀子豉汤证。阳气内陷，心下因硬，则为结胸，大陷胸汤主之。结胸可见但头汗出，余处无汗，剂颈而还。若不结胸者，小便不利，属湿热熏蒸，热不得越，身必发黄也。

大陷胸汤

大黄六两（去皮）　芒硝一升　甘遂一钱匕

上三味，以水六升，先煮大黄取二升，去滓，内芒硝，煮一两沸，内甘遂末，温服一升，得快利，止后服。

评：外感导致胸水，发为结胸，家父亲历，与仲景本条无二，数十年历历在目。

172. 结胸者，项亦强，如柔痓状。下之则和，宜大陷胸丸。

原文：病发于阳，而反下之，热入因作结胸；病发于阴，而反下之（一作汗出），因作痞也。所以成结胸者，以下之太早故也。结胸者，项亦强，如柔痓状，下之则和，宜大陷胸丸。

校：前为病证，后为治法，故断句。

注：此大结胸，西医所谓胸腔积液。水往下走，胸水位于肝上，引起牵涉痛，故项强，机理与胆囊炎牵涉痛相同。宜大陷胸丸下饮。

大陷胸丸

大黄半斤　葶苈子半斤（熬）　芒硝半斤　杏仁半升（去皮尖，熬黑）

上四味，捣筛二味，内杏仁、芒硝，合研如脂，和散，取如弹丸一枚，别捣甘遂末一钱匕，白蜜二合，水二升，煮取一升，温顿服之，一宿乃下，如不下，更服，取下为效。禁如药法。

评：此即仲景所谓丸药下之。项强为不和，以一侧肌肉紧张，一侧紧张，故云不和，宜桂枝汤和之。今为饮，下之则和，宜大陷胸丸。由是可知和法之广，非常人所知。余老矣，若有所知，然师已驾鹤，无人可语。

173．结胸证，其脉浮大者，不可下，下之则死。

注：寸脉浮、关脉沉，名曰结胸也。关脉大者，不可下，下之则死。何故？结者，关脉当沉，今大非腑，不可下。与上条互参。

174．结胸证悉具，烦躁者亦死。

注：此云大结胸，呼吸困难，纵隔摆动，故烦躁，当急抽胸水。

评：结胸与脏结对举。

175．伤寒十余日，热结在里，复往来寒热者，与大柴胡汤。但结胸，无大热者，此为水结在胸胁也。但头微汗出者，大陷胸汤主之。

原文：伤寒十余日，热结在里，复往来寒热者，与大柴胡汤；但结胸，无大热者，此为水结在胸胁也，但头微汗出者，大陷胸汤主之。

注：结胸无大热，与大小柴胡汤不同。小柴胡汤，气结于胁下；大柴胡汤，热结在里，结胸为水结在胸胁也。此条论水结、热结区别。结胸有大热者，见后条之腹膜炎。但头微汗出者，水热上迫之故。

176．太阳中风，下利、呕逆，表解者乃可攻之。其人漐漐汗出、发作有时，头痛，心下痞硬满、引胁下痛，干呕、短气、汗出不恶寒者，此表解里未和也，十枣汤主之。

原文：太阳中风，下利呕逆，表解者，乃可攻之。其人漐漐汗出，发作有时，头痛，心下痞鞕满，引胁下痛，干呕短气，汗出不恶寒者，此表解里未和也，十枣汤主之。

注：太阳中风，伴下利、呕逆，表解者乃可攻之。究其实，非真太阳中风，下利、呕逆，有痰饮也。其人漐漐汗出、发作有时，汗出不恶寒者，表已解，不得认为表证。余家父所历，即是如此。此证漐漐汗出不恶寒、发作有时，非表证也。心下痞硬满、引胁下痛，胸水也。短气、下利有饮故也。

十枣汤

芫花熬　甘遂　大戟

上三味等分，分别捣为散，以水一升半，先煮大枣肥者十枚，取八合，去滓，内药末，强人服一钱匕，羸人服半钱，温服之，平旦服。若下少，病不除者，明日更服，加半钱。得快下利后，糜粥自养。

177. 伤寒，六七日，结胸热实。脉沉而紧，心下痛。按之石硬者，大陷胸汤主之。

原文：伤寒六七日，结胸热实，脉沉而紧，心下痛，按之石鞕者，大陷胸汤主之。

校：心下痛后句号。

注：按之石硬者，此胃癌。脉紧则不按自痛。结胸热实，一语道破。

评：此晚期胃癌，难治。

178. 结胸而反下之，心下硬、下利不止、水浆不下、其人心烦。

原文：太阳少阳并病，而反下之，成结胸，心下鞕，下利不止，水浆不下，其人心烦。

校：太阳少阳并病去之，而反下之移至成结胸后。

注：本胃癌，今外感，下之加重也。

评：心下硬，多胃癌，下之不会导致胃癌，只会使胃癌加重，症状更明显，出现典型的大结胸症状，有的因此发现胃癌。所谓下之，不指下饮（因为尚不知道有结胸），而是下法正治之三承气汤。此条因果关系不当倒置，故条文改之。

179. 太阳病，重发汗而复下之，不大便五六日，舌上燥而渴，日晡所小有潮热，从心下至少腹硬满而痛，不可近者，大陷胸汤主之。

原文：太阳病，重发汗而复下之，不大便五六日，舌上燥而渴，日晡所小有潮热（一云日晡所发，心胸大烦），从心下至少腹鞕满而痛，不可近者，大陷胸汤主之。

注：从心下至少腹硬满而痛，不可近者，此腹膜炎。不大便，舌上燥而渴，日晡所小有潮热，热故也，多见于胃溃疡穿孔。腹膜炎为渗出性炎症，常导致腹水，故当下饮。

180. 寒实结胸，无热证者，与三物小白散，白散亦可服。

原文：病在阳，应以汗解之，反以冷水潠之，若灌之，其热被劫不得去，弥更益烦，肉上粟起，意欲饮水，反不渴者，服文蛤散；若不差者，与五苓散。寒实结胸，无热证者，与三物小陷胸汤。白散亦可服。一云与三物小白散。

注：寒证，温下法。此法有用之治胃癌者，从此出。

三物小白散

桔梗三分　巴豆一分（去皮心，熬黑研如脂）　贝母三分

上三味为散，内巴豆，更于白中杵之，以白饮和服，强人半钱匕，羸者减之。病在膈上必吐，在膈下必利，不利进热粥一杯，利过不止，进冷粥一杯。身热皮粟不解，欲引衣自覆，若以水潠之，洗之，益令热却不得出，当汗而不汗则烦，假令汗出已，腹中痛，与芍药三两如上法。

校：如下：身热皮粟不解，欲引衣自覆，若以水潠之、洗之，益令热劫不得出。当汗而不汗则烦。假令汗出已，腹中痛，与芍药三两如上法。"益令热却不得出"当为"益令热劫不得出"，参协热利诸条。

评：不利进热粥一杯，利过不止，进冷粥一杯。此下饮法窍门。当汗而不汗则烦，又为汗法之秘语。

181. 小结胸病，正心下，按之痛，脉浮滑者，小陷胸汤主之。

原文：小结胸病，正在心下，按之则痛，脉浮滑者，小陷胸汤主之。

注：脉滑因有痰。小陷胸汤证多便秘，大便黏滞难下，黏马桶，甚者臭不可闻。瓜蒌专药也。吴鞠通加枳实，甚是。

《金匮要略》云："胸痹不得卧，心痛彻背者，瓜蒌薤白半夏汤主之。"痰结胸中，宜瓜蒌、半夏。寒者薤白，热者黄连。瓜蒌薤白半夏汤又治贲门炎之寒证，与小陷胸汤对方也。

小陷胸汤

黄连一两　半夏半升（洗）　瓜蒌实大者一枚

上三味，以水六升，先煮瓜蒌实，取三升，去滓，内诸药，煮取二升，去滓，分温三服。

评：服后当下黏液如痰涕。黏液尽，病始愈。痰秘下之用瓜蒌，热者小陷胸汤，寒者瓜蒌薤白半夏汤。热者若兼阳明在经之大热大汗加石膏，阳明腑实之便头干结加大黄，方如宣白承气汤。若是老痰、顽痰，可与礞石磙痰丸。

三、痞

182. 伤寒五六日，呕而发热者，柴胡汤证具，而以他药下，柴胡证仍在者，复与柴胡汤，必蒸蒸而振，却发热、汗出而解。此虽已下之，不为逆。若心下满而硬痛者，此为结胸也，大陷胸汤主之。但满而不痛者，此为痞。柴胡不中与之，宜半夏泻心汤。

原文：伤寒五六日，呕而发热者，柴胡汤证具，而以他药下之，柴胡证仍在者，复与柴胡汤。此虽已下之，不为逆，必蒸蒸而振，却发热汗出而解。若心下满而鞭痛者，此为结胸也，大陷胸汤主之。但满而不痛者，此为痞，柴胡不中与之，宜半夏泻心汤。

校："此虽已下之，不为逆"后移。

注：半夏泻心汤，痞、呕、利同见。痞为核心，痞与呕皆为上消化道功能减退。利为脾虚，下消化道吸收功能减退。

黄连少用，可开胃，重用则败胃，需留心此方剂量。《金匮要略》

云："浸淫疮，黄连粉主之。"可见黄连苦燥，可抑制腺体分泌。胃动力减退，常伴胃炎，黄连抑制胃酸分泌，黄芩抑制胆汁反流，二味可抗炎。单纯胃动力减退者，可以厚朴生姜半夏甘草人参汤。

黄芩、黄连配半夏、生姜（可用姜汁），辛开苦降，又为温病湿热治法。

半夏泻心汤

半夏半升（洗）　黄芩　干姜　人参　甘草（炙）各三两　黄连一两　大枣十二枚（擘）

上七味，以水一斗，煮取六升，去滓，再煎取三升，温服一升，日三服。

183．伤寒，汗出解之后，胃中不和，心下痞硬、干噫食臭；胁下有水气，腹中雷鸣下利者，生姜泻心汤主之。

原文：伤寒汗出解之后，胃中不和，心下痞鞕，干噫食臭，胁下有水气，腹中雷鸣，下利者，生姜泻心汤主之。

注：干噫食臭为要点。食物在胃腐熟，干噫食臭者，胃寒不能腐熟，加生姜温胃。胃中不和故心下痞硬、干噫食臭；胁下有水气故腹中雷鸣下利。腹中雷鸣即肠鸣音亢进，肠蠕动增强。

生姜泻心汤

生姜四两（切）　甘草三两（炙）　人参三两　干姜一两　黄芩三两　半夏半升（洗）　黄连一两　大枣十二枚（擘）

上八味，以水一斗，煮取六升，去滓，再煎取三升，温服一升，日三服。

评：酒客酩酊大醉，翻江倒海之后山珍海味皆臭不可闻也。

184．伤寒中风，医反下之，其人下利、日数十行、谷不化，腹中雷鸣，心下痞硬而满，干呕，心烦不得安。医见心下痞，谓病不尽，复下之，其痞益甚。此非热结，但以胃中虚，客气上逆，故使硬也，甘草泻心汤主之。

原文：伤寒中风，医反下之，其人下利日数十行，谷不化，腹中雷鸣，心下痞鞕而满，干呕心烦不得安，医见心下痞，谓病不尽，复下之，其痞益甚，此非结热，但以胃中虚，客气上逆，故使鞕也，甘草泻心汤主之。

校：干呕后加逗号，心烦不得安后句号。

注：谷不化为要点，拉出原形食物。脾主运化，谷不化者脾虚，重用甘草健脾。此非热结，热结者，如栀子厚朴汤，此但以胃中虚，客气上逆，故使硬也。心烦不得安，本方又治心烦失眠，因中焦不通而心火不降者。

甘草泻心汤

甘草四两（炙）　黄芩三两　干姜三两　半夏半升（洗）　大枣十二枚（擘）　黄连一两

上六味，以水一斗，煮取六升，去滓，再煎取三升，温服一升，日三服。

评：半夏泻心汤治痞、呕、利。生姜泻心汤治胃上干噫食臭，甘草泻心汤治脾下谷不化。后云："伤寒，胸中有热，胃中有邪之气，腹中痛、欲呕者，黄连汤主之。"即甘草泻心汤去黄芩加桂枝，皆治心烦不得安，可互参。

185. 伤寒，发汗，若吐、若下解后，心下痞硬，噫气不除者，旋覆代赭汤主之。

原文：伤寒发汗，若吐若下，解后心下痞鞕，噫气不除者，旋覆代赭汤主之。

注：痞家噫气无食臭，胃中胀气而已，此方主之。此方又治幽门病，如胃窦炎，可促进食物下行。

旋覆代赭汤

旋覆花三两　人参二两　生姜五两　代赭一两　甘草三两（炙）　半夏半升（洗）　大枣十二枚（擘）

上七味，以水一斗，煮取六升，去滓，再煎取三升。温服一升，日三服。

186. 伤寒，吐下后，发汗，虚烦、脉甚微。八九日，心下痞硬、胁下痛、气上冲咽喉。眩冒、经脉动惕者，久而成痿。

原文：伤寒吐下后，发汗，虚烦，脉甚微，八九日心下痞鞕，胁下痛，气上冲咽喉，眩冒，经脉动惕者，久而成痿。

校：脉甚微后句号，气上冲咽喉后句号。

注：吐下后烦，为虚烦，非腑实之烦。脉甚微，伤阳气也。胁下痛者，有胆囊炎，心下痞硬者，木克土，气上冲咽喉者，食物反流至咽喉。少阳之上，火气治之，因慢性胆囊炎病人常上火，故下之，因木克土而胃中食积，故吐之。此证余常见之。

至于眩冒、经脉动惕者，久而成痿。经云治痿独取阳明，如《金匮要略》越婢加术汤，用石膏也。然痿证多免疫病，余常加黄芩，治从少阳，亦效。

187. 心下痞而复恶寒汗出者，附子泻心汤主之。

原文：心下痞，而复恶寒汗出者，附子泻心汤主之。

注：此心下，为横结肠。《黄帝内经》云："阴阳者，左右之道路也。"升结肠为阴，大黄附子汤。横结肠半阴半阳，附子泻心汤。降结肠为阳，小承气汤。大便在乙状结肠水分过度吸收则成燥屎，大承气汤。脾虚胃气弱者，服大黄后肠道绞痛，以调胃承气汤，用甘草缓之。

附子泻心汤

大黄二两　黄连一两　黄芩一两　附子一枚（炮，去皮，破，别煮取汁）

上四味，切三味，以麻沸汤二升渍之，须臾，绞去滓，内附子汁，分温再服。

评：附子别煮取汁，大黄、黄连、黄芩以麻沸汤二升渍之，须臾，绞去滓，内附子汁。其要有二：其一，附子单煎，为何？因其二，大黄、黄连、黄芩以沸汤渍之，须臾绞去滓。盖黄连、黄芩久煎，黄连中生物碱与黄芩中黄酮化合物产生沉淀，从而降低各自含量，故二味不可久煎，则附子当单煎。至于半夏泻心汤及黄连阿胶汤因何共煎，多药相互影响，或有不同也。

188．心下痞，按之濡，其脉关上浮者，大黄黄连泻心汤主之。

注：心下痞，按之濡，虚痞也，非食积。此属热证，其脉关上浮为特征。釜底抽薪则浮去。

大黄黄连泻心汤

大黄二两　黄连一两

上二味，以麻沸汤二升，渍之须臾，绞去滓，分温再服。

臣亿等看详大黄黄连泻心汤，诸本皆二味。又后附子泻心汤，用大黄、黄连、黄芩、附子，恐是前方中亦有黄芩，后但加附子也。故后云附子泻心汤，本云加附子也。去之。

校：此治痞，取其轻，不当加苦寒之黄芩。验之临床，大黄、黄连轻用，对热证确有健胃作用。

评：大黄黄连泻心汤走胃肠，因其脉关上浮，故以麻沸汤渍之绞汁。大黄可以促进胃肠蠕动，未煎去汁，则攻下之作用弱，因按之濡，虚痞也，不需下。大黄久煎反而可以抑制胃肠蠕动，导致便秘。黄连轻用，可以促进胃蠕动，故小剂量黄连有健胃作用，法同半夏泻心汤。与半夏泻心不同之处在于此方治热痞。《金匮要略》有泻心汤，用大黄、黄连、黄芩，治吐血、衄血，此火降血下，急攻之。林亿不解其意，妄加黄芩，误也，故去之。

189．伤寒大下后，复发汗，心下痞，恶寒者，表未解也。不可攻痞，当先解表，表解乃可攻痞。解表宜桂枝汤，攻痞宜大黄黄连泻心汤。

注：此必热证。此恶寒属表证，非阳虚。

190．本以下之，故心下痞。与泻心汤，痞不解。其人渴而口燥烦，小便不利者，五苓散主之。

原文：本以下之，故心下痞，与泻心汤。痞不解，其人渴而口燥烦，小便不利者，五苓散主之。（一方云，忍之一日乃愈）

校：本以下之，故心下痞后句号。与泻心汤，痞不解后句号。

注：本以下之，故心下痞，痞证要眼。本条为水痞，水停胃中也。因渴，不宜茯苓甘草汤（方中有生姜）而与五苓散。水痞，渴与不渴，二方之别也。

泻心汤　亦治霍乱。

大黄二两　黄连　黄芩各一两

上三味，以水三升，煮取一升，顿服之。

评：泻心汤所治之痞，乃饮食积滞胃肠，当下之（即后世之枳实导滞丸证），与大黄黄连泻心汤所治之虚痞不同，更与五苓散所治之水痞不同。痞，无非气痞（所谓虚痞）、食痞（所谓实痞）、水痞。痞者，若摸之心下石硬，乃结胸。轻者虽未能摸及，实亦为结胸，多误作痞。胃癌早期，误作痞者甚多。余每哀庸医所为，如割草也。

191. 伤寒，发热，汗出不解，心中痞硬，呕吐而下利者，大柴胡汤主之。

原文：伤寒发热，汗出不解，心中痞鞕，呕吐而下利者，大柴胡汤主之。

注：此非虚痞之半夏泻心汤证。此证多见食积，痞呕利，痞为实痞，甚者痢疾。伤寒发热，汗出则解。若汗出不解，当为温病。然亦有食积伤寒，汗出不解者。必心中痞硬，呕吐而下利者，当与大柴胡汤下之。

四、协热利

192. 太阳病，二三日，不能卧，但欲起，心下必结。反下之，若利止，必作结胸。未止者，四日复下利，此作协热利也。脉微弱者，此本有寒分也。

原文：太阳病，二三日，不能卧，但欲起，心下必结，脉微弱者，此本有寒分也。反下之，若利止，必作结胸；未止者，四日复下之；此作协热利也。

校：脉微弱者，此本有寒分也移至最后。四日复下之改四日复下利。

注：不能卧，但欲起，此即卧起不安。心下必结，腹满也。前云："伤寒，下后，心烦热、腹满、卧起不安者，栀子厚朴汤主之。"不当下，下之若利止，必作结胸，小陷胸汤主之（胃食管反流病，本病常因感冒引起急性发作）。利未止者，四日复下之，指四日复下利，非以药下之。下药药力已过，又再下利，故云复。脉微弱者，此本有寒分也，言此证本寒，热为太阳之发热而已。

评：四日复下之原文本无错，考虑到今人文言水平，改四日复下利。

193. 太阳病，外证未除，而数下之，遂协热而利。利下不止，心下痞硬，表里不解者，桂枝人参汤主之。

原文：太阳病，外证未除，而数下之，遂协热而利，利下不止，心下痞鞭，表里不解者，桂枝人参汤主之。

校：遂协热而利后句号，前为病因，后为证治。

注：协热而利，此热指发热，非阴虚阳虚寒热之意。热者，桂枝解表，利者，理中温里也，合则为桂枝人参汤。人参汤较之理中丸甘草重用四两（理中丸甘草用三两）。

桂枝人参汤

桂枝四两（别切）　甘草四两（炙）　白术三两　人参三两　干姜三两

上五味，以水九升，先煮四味，取五升，内桂，更煮取三升，去滓，温服一升，日再夜一服。

评：人参汤有人参汤、桂枝人参汤、理中人参黄芩汤。《金匮要略》云："胸痹心中痞，留气结在胸，胸满，胁下逆抢心，枳实薤白桂枝汤主之，人参汤亦主之。"此胸痹兼有脾胃不和，实证心胃同治，与枳实薤白桂枝汤主之，虚证心脾同治，与人参汤。人参汤方与理中丸同，然甘草为生甘草。

甘草泻心汤条下林亿等有注提及理中人参黄芩汤，然有名无方。考桂枝人参汤、理中人参黄芩汤当为理中丸重用炙甘草四两加黄芩也。桂枝人参汤表里双解，故桂枝为君，人参为臣。理中人参黄芩汤本为温脾而设，黄芩为佐，故是方不名黄芩人参汤。桂枝人参汤重用甘草止泻，法同甘草泻心汤。理中人参黄芩汤重用甘草盖火，法同甘草干姜汤，以土盖火，不至于上火是也。

表里不解者，理中丸加桂枝；胆热脾寒者，理中丸加黄芩。理中丸服后有上火者，多胆热脾寒，常合并慢性胆囊炎，宜理中人参黄芩汤。

第四章　辨少阳病脉证并治

一、病脉证治提纲

194. 少阳之为病，口苦、咽干、目眩也。

原文：少阳之为病，口苦，咽干，目眩也。

注：口苦胆汁上泛也，或从血中由舌下毛细血管溢于口，或从胃中泛于口。胆红素虽在正常值范围内，但是一波动上升，病人即可感觉到口苦。咽干者，一阴一阳结谓之喉痹。一阴者少阴，一阳者少阳。少阳之上，火气治之，伤寒化火，多经少阳。目眩者，肝开窍于目也。后有"少阳中风，两耳无所闻、目赤"，可参。凡目疾，以木立极，治从少阳厥阴，兼顾六经。如脾虚，从肝郁脾虚，侯氏黑散取效最捷；如肾虚，多肾虚肝郁，杞菊地黄丸可也。总不离菊花、黄芩，至于枸杞子，非独补肾，又养肝也，方如一贯煎。

评：《灵枢·论疾诊尺》云："诊目痛，赤脉从上下者，太阳病；从下上者，阳明病；从外走内者，少阳病。"可与本条互参。

从口苦给余提示观察口腔上腭或舌下黏膜颜色。发黄者，胆红素必有上升。其一，可以观察轻度或隐性黄疸。其二，即便胆红素在正常范围内，常较平时高。其三，这种人有少阳证，与观察鼻梁发青相似。

口苦属肝，少阳、厥阴的证。在少阳者，或因湿热，黄芩、黄连、茵陈、薄荷；或因气滞，柴胡、香附、郁金。在厥阴者，或因阴虚，当归、芍药、枸杞子；或因寒凝，橘核、荔枝核、肉桂。

195. 呕而发热者，小柴胡汤主之。

注：此呕属木克土。此即太阳病篇小柴胡汤条下所谓往来寒热、心烦喜呕。

196. 本渴饮水而呕者，柴胡不中与也，食谷者哕。

原文：得病六七日，脉迟浮弱，恶风寒，手足温。医二三下之，不能食，而胁下满痛，面目及身黄，颈项强，小便难者，与柴胡汤，后必下重。本渴饮水而呕者，柴胡汤不中与也，食谷者哕。

注：本渴饮水而呕者，此水逆，柴胡不中与也（即柴胡与不中也，倒装）。胃中有寒饮，故食谷者哕。与上条互参，详见阳明病篇。

197. 伤寒，脉弦细，头痛发热者，属少阳。

评：小柴胡汤治疗少阳偏头痛，其脉弦细。外感头痛发热，脉弦细者，也可与小柴胡汤，脉不弦者在太阳，羌活、川芎之类。

198. 少阳不可发汗，发汗则谵语。此属胃，胃和则愈。胃不和，烦而悸。

原文：少阳不可发汗，发汗则谵语，此属胃。胃和则愈，胃不和，烦而悸。（一云躁）

校：发汗则谵语后句号，此属胃后逗号，胃和则愈后句号。

注：少阳汗、吐、下三禁，当和。胃不和者，木克土也。胃居心下，胃络通心，故烦而悸。后云："胸中满而烦者，不可吐下，吐下则悸而惊。"故少阳正治忌汗、吐、下，然少阳有表证可汗，有里证亦可下。

二、少阳病欲解时

199. 伤寒三日，少阳脉小者，欲已也。

注：少阳脉大，则传阳明，继发细菌感染。

评：前云"伤寒三日，三阳为尽"，又云："伤寒一日，太阳受之。""伤寒三日，阳明脉大。"故伤寒二日，少阳脉弦。若伤寒三日，少阳脉小者，不传阳明，故欲已也。又："二三日，阳明、少阳证不见者，为不传也。"可谓佐证。可见伤寒一日太阳、二日少阳、三日阳明，少阳当在阳明之前。《黄帝内经》云："少阳之上，火气治之。"伤寒需化火，方传入阳明，故太阳-少阳-阳明为伤寒正传。验之临床，感冒初起头痛鼻塞，实在太阳；随之口苦咽痛，传入少阳；其后大热大汗，传入阳明。感冒在太阳为病毒感染，传入阳明为继发细菌感染，而咽喉淋巴环为防止下呼吸道细菌感染之关隘也。今依仲景意，将少阳病篇前置。

200. 少阳病，欲解时，从寅至辰上。

注：寅至辰，日初生，故曰少阳。

三、少阳中风

201. 少阳中风，两耳无所闻、目赤。胸中满而烦者，不可吐下。吐下则悸而惊。

原文：少阳中风，两耳无所闻，目赤，胸中满而烦者，不可吐下，吐下则悸而惊。

校：两耳无所闻、目赤对举，当为顿号。目赤后句号，不可吐下后句号。

注："少阳中风，两耳无所闻、目赤"，为少阳中风提纲证。"胸中满而烦者，不可吐下。吐下则悸而惊"，为治法。此胸中满而烦，非积滞，故不可吐下，可与后世桑菊饮辈。

评：两耳无所闻即西医咽鼓管炎，目赤即西医结膜炎。少阳之为病，口苦、咽干、目眩也。眼、耳、口、舌、咽，有鼻泪管腔与咽鼓管道相通，此六根互通，元气充之，神光圆照。少阳三焦为气道，元气之别使也。故少阳中风，两耳无所闻、目赤。胸中满而烦者，神气闭塞不得出也。

两耳无所闻，可与后世通气散（柴胡、香附、川芎），夹湿加金匮泽泻汤（泽泻、白术）。肾虚宜骨碎补，盖听力赖耳内三小骨传导也。气虚者，鼓膜多内陷，鼓破不鸣也，宜合后世益气聪明汤。

外感后目赤，此少阳中风的证。少阳中风夹湿者，必咽痛、口咽疱疹，宜入大剂量薏苡仁、淡竹叶、白豆蔻。此证多胸中满而烦者，不可吐下，宜除湿。又少阳三焦为液道，上焦得通，津液得下，胃气因和，身濈然汗出而解。

《温病条辨》云："温病耳聋，病系少阴，与柴胡汤者必死，六七日以后，宜复脉辈复其精。"此属温病伤阴，肾精亏虚所致耳聋，不可与柴胡汤，柴胡劫肝肾之阴也，法当补肾。故耳聋（包括耳鸣，下同）有在肝在肾之别。两耳耳聋者，病多在肾，不在局部。一耳耳聋者，多局部病变，病多在肝。

202．大风，四肢烦重，心中恶寒不足者，侯氏黑散治之。（《金匮要略》）

原文：侯氏黑散：治大风，四肢烦重，心中恶寒不足者。

校：本《金匮要略》方，今补入伤寒。

注：少阳中风，两耳无所闻，多见突发性耳聋、中耳炎等。目赤，多虹膜睫状体炎等，见于多种自身免疫病。余但见目赤而肝郁脾虚者（多虹膜睫状体炎），以本方直取其病，屡救人于生死之间也。

侯氏黑散

菊花四十分　白术十分　细辛三分　茯苓三分　牡蛎三分　桔梗八分　防风十分　人参三分　矾石三分　黄芩五分　当归三分　干姜三分　川芎三分　桂枝三分

上十四味，杵为散，酒服方寸匕，日一服，初服二十日，温酒调服，禁一切鱼、肉、大蒜，常宜冷食，六十日止，即药积在腹中不下也。热食即下矣，冷食自能助药力。

评：肝郁脾虚，伤寒有柴胡桂枝汤、柴胡桂枝干姜汤、桂枝去桂加茯苓白术汤、小柴胡去黄芩加芍药汤；《金匮要略》有侯氏黑散、茵陈五苓散、鳖甲煎丸。

此方尤须注意菊花与黄芩剂量比例。余改作汤，菊花每用40克，黄芩6～9克。不识菊花之量，难有奇效。此肝郁脾虚眼科之总方，若肝郁肾虚，去太阴之药，入少阴六味地黄丸，再入枸杞子即可成方。

肝郁脾虚之人，因脾虚，外感多中风，因肝郁，中风多少阳。菊花、黄芩、桔梗、防风此少阳中风之药；肝藏血，宜入当归、川芎；风痰上扰，宜牡蛎、矾石；桂枝、白术、茯苓、人参、干姜，此健脾；细辛配黄芩，一阴一阳结也。风热者，余一方，名风菊饮：

菊花40克　黄芩9克　桔梗6克　防风9克　当归6克　桑叶9克　薄荷3克　甘草3克　芦根30克　蝉蜕9克。

四、少阳本证

203．本太阳病不解，转入少阳者，胁下硬满、干呕不能食、往来寒热。尚未吐下，脉沉紧者，与小柴胡汤。

原文：本太阳病不解，转入少阳者，胁下鞭满，干呕不能食，往来寒热，尚未吐下，脉沉紧者，与小柴胡汤。

注：少阳可见沉紧脉。

评：少阳病，木多克土。健脾如桂枝、干姜；和胃如半夏、生姜；通腑如大黄、枳实；腹痛去黄芩加芍药。泄肝气，用芍药；补脾气，用人参。

204．服柴胡汤已，渴者属阳明，以法治之。

原文：血弱气尽，腠理开，邪气因入，与正气相搏，结于胁下。正邪分争，往来寒热，休作有时，嘿嘿不欲饮食。藏府相连，其痛必下，邪高痛下，故使呕也（一云脏腑相连，其病必下，胁膈中痛）。小柴胡汤主之。服柴胡汤已，渴者，属阳明，以法治之。

注：少阳传阳明，渴为独证。

五、少阳坏病

205．若已吐、下、发汗、温针，谵语，柴胡汤证罢，此为坏病。知犯何逆，以法治之。

原文：若已吐下发汗温针，谵语，柴胡汤证罢，此为坏病，知犯何逆，以法治之。

校：吐后顿号。

注：少阳当和，不可吐、下、发汗、温针，若谵语，此为坏病。知

犯何逆（吐、下、发汗、温针），以法治之。

206. 太阳病，中风，以火劫发汗，邪风被火热，血气流溢，失其常度。两阳相熏灼，其人则发黄。阳盛则欲衄，阴虚小便难。阴阳俱虚竭，身体则枯燥。但头汗出，剂颈而还。腹满微喘，口干咽烂，或不大便。久则谵语，甚者至哕。手足躁扰、循衣摸床。小便利者，其人可治。

原文：太阳病中风，以火劫发汗，邪风被火热，血气流溢，失其常度。两阳相熏灼，其身发黄。阳盛则欲衄，阴虚小便难。阴阳俱虚竭，身体则枯燥，但头汗出，剂颈而还，腹满微喘，口干咽烂，或不大便，久则谵语，甚者至哕，手足躁扰，捻衣摸床，小便利者，其人可治。

校：身体则枯燥后句号，剂颈而还后句号，甚者至哕后句号，循衣摸床后句号。

注：邪风被火热，血气流溢，失其常度，参上条。两阳相熏灼者，少阳之上，火气治之，与太阳相熏灼者，其人则发黄，宜麻黄连翘赤小豆汤。此无黄疸性肝炎初起，本柴胡桂枝汤辈，医者不识，误治加重也。火攻是误治，然误诊在先。阳盛则欲衄，肝炎有出血倾向，已然肝衰竭。阴虚则小便难，又防肝肾综合征。阴阳俱虚竭，身体则枯燥。但头汗出，剂颈而还，湿热熏蒸也，愚者到此方知是温病也。腹满微喘，肝衰竭者胃肠功能减退或衰竭。口干咽烂，常见。不大便，胆红素不能排出。久则谵语，肝昏迷（肝性脑病）也，甚者至哕，此危象。手足躁扰、循衣摸床，此严重肝衰竭。小便不利者，肝肾综合征，西医所谓"丧钟"，百难一活。

评：此条仲景未指出误诊在先，病仍不明，故后学者百思不得解。余在西医院之病房多年，又曾业传染，亲见诸病发生、发展、痊愈、死亡之全过程。读仲景书，时大笑，知其然故也。

又此亦表里传经。本少阳病，误治导致肝衰竭，出现肝昏迷（手足躁扰、循衣摸床），此传厥阴也。后云："利不止、厥逆、无脉、干呕、烦者，白通加猪胆汁汤主之。"此烦，转出少阳也。又如肝硬化之鳖甲煎丸证，本厥阴病，若肝炎急性发作，又多转出少阳也。

207. 得病六七日，脉浮弱，恶风寒、手足温。医二三下之，不能食而胁下满痛、面目及身黄、颈项强、小便难者，与柴胡汤，后必下重。

原文：得病六七日，脉迟浮弱，恶风寒，手足温。医二三下之，不能食，而胁下满痛，面目及身黄，颈项强，小便难者，与柴胡汤，后必下重。本渴饮水而呕者，柴胡汤不中与也，食谷者哕。

校：迟为衍文，去之。

注：得病六七日，脉浮弱，恶风寒、手足温，此似太阳中风，然后云身黄，即非真太阳中风，实无黄疸性肝炎，当柴胡桂枝汤辈。本脾虚，医二三下之，故不能食（参太阴病脉证提纲）。面目及身黄者，黄疸出也，故小便难，颈项强实为右颈项强，胆囊牵涉痛也。因其下伤脾胃，当利，木克土，故后必下重。小柴胡汤不宜，当茵陈五苓散。上条火攻，此条误下。

208. 三阳合病，脉弦、浮、大。有潮热、鼻干不得汗、嗜卧，短气、腹都满、久按之气不通、时时哕，胁下及心痛、一身及面目悉黄、小便难。耳前后肿，刺之少差。外不解，病过十日，脉续浮者，与小柴胡汤。若不尿、腹满加哕者，不治。

原文：阳明中风，脉弦浮大而短气，腹都满，胁下及心痛，久按之气不通，鼻干不得汗，嗜卧，一身及目悉黄，小便难，有潮热，时时哕，耳前后肿，刺之小瘥，外不解，病过十日，脉续浮者，与小柴胡汤。

原文：脉但浮，无余证者，与麻黄汤。若不尿，腹满加哕者，不治。

校：阳明中风改三阳合病。弦、浮、大对举，当为顿号。短气前而字去之。胁下及心痛移至久按之气不通后，时时哕提前，有潮热提前，鼻干不得汗移至有潮热后，嗜卧移至鼻干不得汗后。短气、腹都满、久按之气不通、时时哕对举，当为顿号。有潮热、鼻干不得汗、嗜卧，对举，当为顿号。胁下及心痛、一身及面目悉黄、小便难对举，当为顿号。"脉但浮，无余证者，与麻黄汤"，似为衍文，今去之以便后人理解。

注：浮为太阳，大为阳明，弦（长，过关本位）为少阳，即桡动脉

之长宽高也。有潮热、鼻干不得汗、嗜卧为阳明在经；气短、腹部满、久按之气不通、时时哕，为阳明腑实；胁下及心痛、一身及面目悉黄、小便难、耳前后肿，为少阳。此坏病，若外不解，病过十日，脉续浮者，当从少阳治，与小柴胡汤。若不尿，西医所谓肝肾综合征。腹满加哕者，胃肠功能衰竭，皆不治。此肝衰竭继发细菌或病毒感染，西医所谓二次打击，危也。

脉但浮，无余证者，此是真太阳病，不属于本证，当与麻黄汤。

六、少阳在经

209. 少阴病，四逆。其人或咳，或悸，或小便不利，或腹中痛，或泄利下重者，四逆散主之。

原文：少阴病四逆，其人或欬，或悸，或小便不利，或腹中痛，或泄利下重者，四逆散主之。

注：四逆为少阴阳虚之证（厥阴亦可见，三阴递进故也）。"少阴病，四逆"，此言少阴阳虚，必手足冷。

其人或咳，痉挛性咳嗽；或悸，紧张性心悸；或小便不利，神经性尿频；或腹中痛，或泄利下重，肠易激综合征。此种四逆，为肝气郁结，阳气不达于四末，乃少阳病，四逆散主之，不可与四逆汤。

四逆散

甘草（炙）　枳实（破，水渍，炙干）　柴胡　芍药

上四味，各十分，捣筛，白饮和服方寸匕，日三服。欬者，加五味子、干姜各五分，并主下利；悸者，加桂枝五分；小便不利者，加茯苓五分；腹中痛者，加附子一枚，炮令坼；泄利下重者，先以水五升，煮薤白三升，煮取三升，去滓，以散三方寸匕纳汤中，煮取一升半，分温再服。

评：少阴病，四逆，甚者手指青紫，轻者手指凉，再轻者尺侧凉，再轻者足凉。原因为末梢离心脏远，温度低。手尺侧血供差，故凉。足最远，温度最低。前云"夜半阳气还，其脚当温"，不温者厥阴。

七、少阳腑证

210．少阳病，自下利者，与黄芩汤。若呕者，黄芩加半夏生姜汤主之。

原文：太阳与少阳合病，自下利者，与黄芩汤；若呕者，黄芩加半夏生姜汤主之。

校：太阳与少阳合病改少阳病。与黄芩汤后句号。

注：多细菌感染（如后世芍药汤即此方加减）性肠炎或溃疡性结肠炎等。呕者，胃肠炎。化疗后腹泻有效，又治胆囊切除后的脂肪泻。

伏邪转出少阳，此方又为治疗伏邪温病之祖方。柳宝怡加豆豉、玄参治温热伏邪；吴又可加草果、槟榔、厚朴治疗湿热伏邪。

黄芩汤

黄芩三两　芍药二两　甘草二两（炙）　大枣十二枚（擘）

上四味，以水一斗，煮取三升，去滓，温服一升，日再夜一服。

黄芩加半夏生姜汤

黄芩三两　芍药二两　甘草二两（炙）　大枣十二枚（擘）　半夏半升（洗）　生姜一两半（切，一方三两）

上六味，以水一斗，煮取三升，去滓，温服一升，日再夜一服。

评：黄芩汤类方仲景有黄芩汤、三物黄芩汤、六物黄芩汤、理中人参黄芩汤。三物黄芩汤本湿热方。六物黄芩汤与理中人参黄芩汤皆胆热脾寒，然六物黄芩汤手心潮热，有桂枝证。二方一用桂枝，一用白术。又泽漆汤为六物黄芩汤加泽漆、白前、紫参抗癌。至于侯氏黑散，乃六物黄芩汤去半夏加白术、茯苓健脾，牡蛎、白矾潜降化痰，当归、川芎养血，防风、桔梗火郁发之，菊花清头目，细辛除陈寒。奔豚汤为黄芩加半夏生姜汤再加当归、川芎养血，葛根镇静、甘李根皮泄肝。

211．阳明少阳合病，必下利。其脉不负者，顺也，负者，失也。相互克贼，名为负也。

原文：阳明少阳合病，必下利，其脉不负者，为顺也。负者，失也，互相克贼，名为负也。脉滑而数者，有宿食也，当下之，宜大承气汤。

注：本少阳病，因下利为木克土，故云阳明少阳合病。其脉不负者，顺也；负者为失，逆也。相互克贼，名为负也，意为右关弦而左关实。负者，上人下贝，古以贝为币，人背之行，故负为承担之意，土不负木，则脉不甚弦，木不负土，则脉不甚洪实。贼者，人持戈击贝，毁坏之意，《左传》曰："毁则为贼。"相克则毁。右关弦大克土，则土败，左关洪实辱肝，则肝伤。

八、少阳便秘

212. 阳明病，发潮热。大便溏，小便自可，胸胁满不去者，与小柴胡汤。

原文：阳明病，发潮热，大便溏，小便自可，胸胁满不去者，与小柴胡汤。

校：发潮热后句号。

注：发潮热，阳明独证。然大便溏非腑实，小便自可非经热，胸胁满不去者，乃柴胡证，但见一证便是。小柴胡汤，治潮热，又治便溏。若少阳腹泻，前有黄芩汤可参。

小柴胡汤条前云往来寒热，或然证又云身有微热，今又云发潮热，可见小柴胡汤主治之热有三：往来寒热、微热、潮热。

213. 阳明病，胁下硬满，不大便而呕，舌上白胎者，可与小柴胡汤。上焦得通，津液得下，胃气因和，身濈然汗出而解。

原文：阳明病，胁下鞕满，不大便而呕，舌上白胎者，可与小柴胡汤，上焦得通，津液得下，胃气因和，身濈然汗出而解。

校：可与小柴胡汤后句号。

注：阳明病，不大便而呕，当舌上苔黄。今舌上白胎者，非腑实。又胁下硬满，乃柴胡证，但见一证便是。小柴胡汤又治便秘，苔当白。结合上条小柴胡汤既治便溏，又治便秘，又治大便时干时溏。如痔疮，

大便秘则脱出，泄也脱出，小柴胡汤有效。其加减，如东洋乙字汤。又柴胡之用，少用则升，如补中益气汤；重用得降，如小柴胡汤。然阴虚之人，重用亦升，慎之。

《素问·灵兰秘典论》云："三焦者，决渎之官，水道出焉。"《灵枢·本输》云："三焦者，中渎之府也，水道出焉，属膀胱。""三焦者，上合手少阳……溜于液门……并太阳之正，入络膀胱。"故小柴胡汤又常合五苓散，名柴苓汤。此条又治新型肺炎。此病为肺中渗出性炎症，肺属上焦，上焦得通，津液得下，胃气因和，因此病多消化道症状，服药后身濈然汗出而解也。

又此条便秘，多见于抑郁症。便秘为抑郁症的一大特征表现，多属小柴胡汤证。又常见大便时溏时秘，可与柴苓汤，对此型抑郁症甚效。

评：《伤寒论》《黄帝内经》无关论可休矣。又"上焦得通，津液得下，胃气因和，身濈然汗出而解"，此病机秘要，学者当背之百遍不为多。

214. 伤寒，五六日，头汗出、微恶寒、手足冷、心下满、口不欲食，大便硬，脉细者，此为阳微结，必有表复有里也。脉沉亦在里也。汗出为阳微，假令纯阴结，不得复有外证，悉入在里，此为半在里半在外也。脉虽沉紧，不得为少阴病。所以然者，阴不得有汗，今头汗出，故知非少阴也，可与小柴胡汤。设不了了者，得屎而解。

原文：伤寒五六日，头汗出，微恶寒，手足冷，心下满，口不欲食，大便鞕，脉细者，此为阳微结，必有表，复有里也。脉沉，亦在里也。汗出为阳微，假令纯阴结，不得复有外证，悉入在里，此为半在里半在外也。脉虽沉紧，不得为少阴病，所以然者，阴不得有汗，今头汗出，故知非少阴也，可与小柴胡汤。设不了了者，得屎而解。

注：大便硬，结也，前条云："阳明病，胁下硬满，不大便而呕，舌上白胎者，可与小柴胡汤。"所以然者，阴不得有汗，今头汗出，故知非少阴也。手足冷，肝气郁结也。脉虽沉紧，不得为少阴病，有屎故也。设不了了者，与小柴胡汤疏达，得屎而解。阳微结，一阳结也，在

少阳。阴微结，一阴结也，在少阴。纯阴结者，《金匮要略》云："胁下偏痛，发热，其脉紧弦，此寒也，以温药下之，宜大黄附子汤。"

评：胁下偏痛，发热，其脉紧弦，非少阳也。少阳便秘，因腑实者，宜大柴胡汤。此阴结便秘，多升结肠病。人类直立行走之后，食物由地心引力下行，唯有升结肠逆天而行。阳虚者，大便多停留于此，宜大黄附子汤。

大黄附子汤、附子粳米汤、附子薏苡败酱散、大黄牡丹皮汤、大建中汤、附子泻心汤六方宜相鉴别。大黄附子汤为升结肠便秘而设，又多见麻痹性肠梗阻。若此处慢性炎症，如慢性阑尾炎，宜附子薏苡败酱散。如急性阑尾炎，宜大黄牡丹皮汤，虚者多转慢性。肠套叠多发生于升结肠与回肠交界处，宜大建中汤。若寒凝气滞而雷鸣腹痛者，宜附子粳米汤，此属气，无屎也。若阳虚之人，炎症所致阳明腑实者，宜附子泻心汤。

阴不得有汗。今头汗出，故知非少阴也。此二句论病机，需细细品之。如阴不得有汗，太阴气虚自汗乎？少阴阳虚浮热汗出乎？故需分开看之，知常达变，不可死读书也。

第五章　辨阳明病脉证并治

一、病脉证治提纲

215. 阳明之为病，胃家实也。

原文：阳明之为病，胃家实（一作寒）是也。

注：胃家指阳明胃与大肠。白虎汤证何以属阳明？阳明主受纳，后有云"合热则消谷善饥"也。

评：阳明之为病，胃家实也。实则阳明，虚则太阴也。太阴气虚，免疫低下，易受外邪，发生炎症，传入阳明。炎症消退后，再现太阴虚象。故太阴阳明之间，免疫与炎症相互影响。免疫低下导致感染发生炎症，持续炎证反应抑制消化功能与免疫应答。虚则太阴，感染后转实，传入阳明。实则阳明，炎症消退后再传太阴，虚则太阴也。此所谓太阴阳明，更虚更实也。

216. 欲似大便，而反矢气，仍不利者，此属阳明也，便必硬。

原文：伤寒，其脉微涩者，本是霍乱，今是伤寒，却四五日，至阴经上，转入阴必利，本呕下利者，不可治也。欲似大便，而反失气，仍不利者，此属阳明也，便必鞕，十三日愈，所以然者，经尽故也。下利后当便鞕，鞕则能食者愈，今反不能食，到后经中，颇能食，复过一经能食，过之一日当愈，不愈者，不属阳明也。

注：本想大便，上厕所后矢气连连，大便不出者，此属阳明腑实，大便必硬。

217. 病者腹满，按之不痛为虚，痛者为实，可下之。舌黄未下者，下之黄自去。

原文：病者腹满，按之不痛为虚，痛者为实，可下之。舌黄未下者，下之黄自去。

校：此条述阳明腑实腹满，见《金匮要略》，今辑入。

218．问曰：病有太阳阳明，有正阳阳明，有少阳阳明，何谓也？答曰：太阳阳明者，脾约是也；正阳阳明者，胃家实是也；少阳阳明者，发汗、利小便已，胃中燥烦实，大便难是也。

原文：问曰：病有太阳阳明，有正阳阳明，有少阳阳明，何谓也？答曰：太阳阳明者，脾约（一云络）是也；正阳阳明者，胃家实是也；少阳阳明者，发汗利小便已，胃中燥烦实，大便难是也。

注：少阳阳明，大柴胡汤是也。小柴胡汤本证不可发汗、利小便，否则转少阳阳明，为大柴胡汤也。

219．问曰：阳明病外证云何？答曰：身热、汗自出、不恶寒、反恶热也。

原文：问曰：阳明病外证云何？答曰：身热，汗自出，不恶寒，反恶热也。

注：阳明外证为阳明经证也。阳明腑实亦可兼有外证。

220．病人烦、热，汗出则解。又如疟状，日晡所发热者，属阳明也。

原文：病人烦热，汗出则解，又如疟状，日晡所发热者，属阳明也。脉实者，宜下之；脉浮虚者，宜发汗。下之与大承气汤，发汗宜桂枝汤也。

注：病人烦、热，汗出热退则烦解。此烦因发热时交感神经兴奋故也。外感发烦，为合并阳明的独证。何故？阳明外证之大热、大渴、大汗、脉洪大，即为感染所致交感神经兴奋。交感神经兴奋，可增强机体防御能力。日晡所发潮热，故如疟状，此阳明发热独证。日晡，阳明当令也，见阳明欲解时。

221．伤寒三日，阳明脉大。

注：伤寒三日，传阳明者，脉大。脉大为阳明在经独特之脉象，因

阳明热证，高动力循环，血管扩张故也。

评：后云："太阳病三日，发汗不解，蒸蒸发热者，属阳明也，调胃承气汤主之。"此条去头尾，即为"发汗不解，蒸蒸发热者，属阳明也"，为太阳传阳明病又一的证，道破阳明发热之特征。

222. 问曰：病有得之一日，不恶寒、反恶热者，何也？答曰：虽得之一日，恶寒将自罢，即自汗出而恶热也。问曰：恶寒何故自罢？答曰：阳明居中，土也。万物所归，无所复传，始虽恶寒，二日自止，此为阳明病也。

原文：问曰：病有得之一日，不发热而恶寒者，何也？答曰：虽得之一日，恶寒将自罢，即自汗出而恶热也。

原文：问曰：恶寒何故自罢？答曰：阳明居中，主土也，万物所归，无所复传，始虽恶寒，二日自止，此为阳明病也。

校：阳明为阳土，太阴为阴土，"主土"之"主"当为衍文，去之。阳明即是土，谈何主土？"阳明居中，土也"，如此言语顺也。

注：阳明初起有恶寒者，西医所谓发热前期恶寒，容易误诊为太阳病。此恶寒，必自罢，随即发热。太阳则发热时亦恶寒。鉴别还有一法，即舌边可见白色颗粒状苔，此白细胞游出，即为阳明初起（温病所谓白燥苔，看舌边，以舌边本无苔）。

评：此阳明病初起，无大热、大渴、大汗、脉洪大、苔黄，急与清热解毒，截断也，效如桴鼓。若到大热、大渴、大汗、脉洪大、苔黄，见效则慢，甚者危。余以截断术，活人无数。

阳明居中，万物所归，无所复传，即后世所谓六气化火也。盖西医所谓炎症参与了绝大多数疾病。故石膏配知母、麦冬、麻黄、桂枝、苍术、人参、附子等，不一而足。千变万化，无非所来之气不同与体质偏颇各异也。

223. 问曰：何缘得阳明病？答曰：太阳病，若发汗、若下、若利小便，此亡津液，胃中干燥，因转属阳明。不更衣、内实，大便难者，此名阳明也。

原文：问曰：何缘得阳明病？答曰：太阳病，若发汗，若下，若利小便，此亡津液，胃中干燥，因转属阳明。不更衣，内实，大便难者，此名阳明也。

注：太阳病，汗、下、利小便皆伤津液。阳明腑实，一因持续感染，交感神经亢进，抑制胃肠蠕动，一因感染后水分丢失。误治者亦水分丢失。胃中干燥，此处胃中指胃家，具体说为大肠。水分在大肠过度吸收，因转属阳明。不更衣、内实、大便难者，此阳明腑实证候。不更衣，指二三日不大便；内实，指大便硬；大便难，指排便困难也。太阳病因交感神经兴奋，胃肠蠕动抑制，一二日不大便，然大便不硬，排便不难，不可攻阳明，汗出则解。若下之，即太阳病篇所云结胸也。如桂枝汤证，下之则为痞。

二、阳明传经

224. 本太阳病，初得时，发其汗，汗先出不彻，因转属阳明也。

原文：本太阳初得病时，发其汗，汗先出不彻，因转属阳明也。伤寒发热无汗，呕不能食，而反汗出濈濈然者，是转属阳明也。

校："本太阳初得病时"改"本太阳病，初得时"。

注：太阳转阳明，因汗出不彻。标准的太阳病，如急性上呼吸道感染，俗称感冒。本是病毒感染，发汗不彻底，导致继发细菌感染，从咽部下行，因转阳明，方如麻黄杏仁甘草石膏汤，大热加知母。发汗不彻何以继发细菌感染？因为太阳病恶寒的本质是外周血管收缩，而咽部血管收缩，免疫力降低，故容易继发细菌感染。发汗血管扩张，汗出而解。

评：中西学互不矛盾，知西学者，如虎添翼。然非天才，何以中西皆通？今和盘托出，学者不用绞尽脑汁矣。

225. 伤寒转系阳明者，其人濈然微汗出也。

注：手心汗出，或太阳表虚证（本质为脾虚），或太阴脾虚证（交感虚性亢进）。虚者太阴，实者阳明也。故手心汗出者，又见之于便秘之人。

226. 伤寒，发热、无汗。呕、不能食而反汗出濈濈然者，是转属阳明也。

原文：本太阳初得病时，发其汗，汗先出不彻，因转属阳明也。伤寒发热无汗，呕不能食，而反汗出濈濈然者，是转属阳明也。

校：无汗后句号，呕后顿号。

注：呕不能食，阳明胃病，反汗出濈濈然者，前云阳明外证。何谓反？后云："阳明病，若能食名中风，不能食名中寒。"不能食而反汗出濈濈然者，非中寒也，是阳明热证也。

三、阳明病欲解时

227. 阳明病，欲解时，从申至戌上。

原文：阳明病欲解时，从申至戌上。

注：参前条"病人烦、热，汗出则解。又如疟状，日晡所发潮热者，属阳明也"。阳明病，日晡进药效佳。西医有认为结肠癌下午化疗效佳者，理本一贯。阳明病，下午当服药一次佳。

228. 阳明病，初欲食、小便反不利、大便自调，其人骨节痛。翕然如有热状，奄然发狂，濈然汗出而解者，此水不胜谷气，与汗共并，脉紧则愈。

原文：阳明病，初欲食，小便反不利，大便自调，其人骨节疼，翕翕如有热状，奄然发狂，濈然汗出而解者，此水不胜谷气，与汗共并，脉紧则愈。

校：其人骨节痛后句号。

注：阳明在经初得，能食而饮水多，水气不行，则必骨节痛。太阴阳明为水谷之道路，阳明消谷，太阴运水。今阳明实，谷气胜水气，故水不胜谷气。翕然如有热状，奄然发狂，濈然汗出而解者，为水与汗共并而出，汗出水布也。脉大为热，脉紧为寒。今本热证，其脉紧则热退，故愈。

四、中风中寒

229. 阳明病，若能食，名中风；不能食，名中寒。

注：阳明中风、中寒主证。后云阳明合热，消谷善饥，故阳明胃常有中风、中寒、合热三证。前云"伤寒，厥而心下悸者，宜先治水，当服茯苓甘草汤，却治其厥。不尔，水渍入胃，必作利也"，故中寒又有夹饮一证。他如腑实、蓄血，亦属阳明。

评：脾虚之人，多酷暑难耐，今人所谓"苦夏"是也，故《金匮要略》云："劳之为病，其脉浮大，手足烦，春夏剧，秋冬瘥。"因热则人体代谢增强，耗气也。脾虚气弱，故喜风寒以避暑气，如今人之喜空调也。又因脾虚之人免疫低下，容易中风，轻者鼻塞、头晕，甚者发热、流涕。若太阳中风，阳浮而阴弱，阳者太阳，阴者太阴，宜桂枝汤。若少阴中风，口咽干燥目赤，宜《金匮要略》之侯氏黑散。若阳明中风，发热口渴，轻者白虎加人参汤，甚者可与《金匮要略》之竹叶汤。

230. 若胃中虚冷，不能食者，饮水则哕。

注：阳明中寒，饮水多则易哕，胃寒不能运化水液也。

231. 阳明病，不能食，攻其热必哕。所以然者，胃中虚冷故也。以其人本虚，攻其热必哕。

注：哕者，胃气上逆，胃中虚寒，再攻其热，胃瘫不能动，故哕。此典型三段论，但是以结论、小前提、大前提的方式倒装陈述。推论过程如下：

大前提：其人本虚者，攻其热必哕

小前提：阳明病，不能食者，胃中虚也

结 论：阳明病，不能食，攻其热必哕

评：结合前条，可见阳明胃寒之人，饮水则哕，攻其热必哕。验之临床，阳明胃寒之人，外感于湿热，误用寒凉，或多饮水，每致胃瘫，或哕或溢出性呕吐也。

232. 伤寒，大吐、大下之，极虚复极汗出者，以其人外气怫郁，复与之水，以发其汗，因得哕。所以然者，胃中虚冷故也。

原文：伤寒大吐大下之，极虚，复极汗者，其人外气怫郁，复与之水，以发其汗，因得哕，所以然者，胃中寒冷故也。

校：参上条，用虚冷。

注：胃寒之人，饮水助汗，则哕。故感冒之后，是否多饮水，视体质而定。

233. 伤寒哕而腹满，视其前后，知何部不利，利之即愈。

注：前后者，前为小便不利，寒湿，方如茯苓甘草汤。后为大便不利，方温脾汤辈。

234. 产后中风，发热，面正赤，喘而头痛，竹叶汤主之。（《金匮要略》）

校：阳明中风，未见正治方，今据《金匮要略》补入。原文"阳明中风，口苦咽干，腹满微喘，发热恶寒，脉浮而紧，若下之，则腹满小便难也"及"阳明中风，脉弦浮大而短气，腹都满，胁下及心痛，久按之气不通，鼻干不得汗，嗜卧，一身及目悉黄，小便难，有潮热，时时哕，耳前后肿，刺之小差。外不解，病过十日，脉续浮者，与小柴胡汤"，均误也，详见少阳病篇。

注：《灵枢·邪气脏腑病形》云："面热者足阳明病。"《金匮要略》云："咳满即止，而更复渴，冲气复发者，以细辛、干姜为热药也。服之当遂渴，而渴反止者，为支饮也。支饮者，法当冒，冒者必呕，呕者复内半夏，以去其水。"后云："若面热如醉，此为胃热上冲熏其面，加大黄以利之。"竹叶汤用竹叶、葛根入阳明，防风、桔梗疏风。产后禁忌凉，加人参、附子、桂枝、甘草、生姜、大枣，寻常人不用之。原方后加减法云："呕者，加半夏。"今定减味竹叶汤：

竹叶30克　葛根30克　防风9克　甘草3克　桔梗9克　大黄3～10克　半夏9克　生姜3克

治阳明中风发热，面正赤，喘而头痛，大便不行，或呕。方中防风可促进胃肠蠕动，李东垣用之升阳益胃，中风者，虚也，配甘草益胃。桔梗宣肺，可通阳明腑气，肺与大肠为表里也，配大黄通腑。呕者，故加半夏、生姜。

竹叶汤

竹叶一把　葛根三两　防风　桔梗　桂枝　人参　甘草各一两　附子一枚（炮）　大枣十五枚　生姜五两

上十味，以水一斗，煮取二升半，分温三服，温覆使汗出。颈项强，用大附子一枚，破之如豆大，煎药扬去沫；呕者，加半夏半升（洗）。

评：仲景自序言"勤求古训，博采众方，撰用《素问》《九卷》《八十一难》《阴阳大论》《胎胪药录》，并平脉辨证，为《伤寒杂病论》，合十六卷"。或有云此序为伪者，然此书伪乎？不知内经者，何以知伤寒？

五、阳明在经

235. 伤寒脉浮滑，此表有寒、里有热也，白虎汤主之。

原文：伤寒脉浮滑，此以表有热，里有寒，白虎汤主之。

校：宋本表有热里有寒，误也。

注：此白虎汤初起恶寒，似伤寒实阳明热证，但舌边颗粒状白苔（或温病所谓白燥苔）是也。

白虎汤

知母六两　石膏一斤（碎）　甘草二两（炙）　粳米六合

上四味，以水一斗，煮米熟汤成，去滓，温服一升，日三服。

评：西医所谓炎症有急性、慢性之分。慢性多体质偏颇，气虚加人参，阳虚配附子。当斟酌其量，过则化火，以气有余即是火也。西医认为炎症又有变质性炎症与渗出性炎症之别，即中医所谓阳明夹太阴湿化（湿热）与不夹太阴湿化（或云太阴湿化不及，此燥热）也。夹湿者，当加苍术，如白虎加苍术汤。燥甚者，加麦冬，如竹叶石膏汤。

236.伤寒，脉浮，发热无汗，其表不解者，不可与白虎汤。渴欲饮水，无表证者，白虎加人参汤主之。

原文：伤寒脉浮，发热无汗，其表不解，不可与白虎汤。渴欲饮水，无表证者，白虎加人参汤主之。

校：其表不解者与无表证者对举。

注：发热，脉浮、无汗，此属伤寒，其表不解，不可与白虎汤。发热，汗出、口渴、脉洪大，此属阳明，宜白虎汤。

237.伤寒，若吐、若下后，七八日不解，热结在里，表里俱热，时时恶风，大渴，舌上干燥而烦，欲饮水数升者，白虎加人参汤主之。

原文：伤寒若吐若下后，七八日不解，热结在里，表里俱热，时时恶风，大渴，舌上干燥而烦，欲饮水数升者，白虎加人参汤主之。

注：伤寒，若吐、若下后，伤正气，故七八日不解，热结在里，表里俱热，加人参托之而出。人参止渴，中暑尤宜。白虎汤大渴者，可加参，糖尿病亦是。舌上干燥，此白燥苔，白因气虚，故不转黄（亦有气不虚而阳明病初起白者），燥因阳明热证，热则汗多（皮肤蒸发增加，皮肤蒸发有显性蒸发与隐性蒸发，显性蒸发为汗），水分丢失者唾液分泌减少，苔故燥。

238.伤寒，无大热，口燥渴、心烦、背微恶寒者，白虎加人参汤主之。

原文：伤寒无大热，口燥渴，心烦，背微恶寒者，白虎加人参汤主之。

注：背微恶寒者，气虚独证也。气虚之人，常无大热，因气有余就是火故也，加人参托邪外出而解。

239.阳明病，法多汗。反无汗，其身如虫行皮中状者，此以久虚故也。

注：阳明病反无汗，其身如虫行皮中状者，此以久虚故也，加人参则发热汗出而解。

评："阳明病，法多汗"，何其明了？

240. 阳明病，脉浮而紧者，必潮热，发作有时。但浮者，必盗汗出。

评：阳明病，脉浮而紧者，日晡所发潮热也。脉但浮者，夜间交感神经兴奋，故盗汗。《金匮要略》云："病者一身尽疼，发热，日晡所剧者，名风湿。此病伤于汗出当风，或久伤取冷所致也。可与麻黄杏仁薏苡甘草汤。"此为疱疹病毒感染导致传染性单核细胞增多症，病者发热，甚者高热，日晡所发潮热，脉浮而紧。但浮者，必盗汗出，方如当归六黄汤。

241. 阳明病，口燥。但欲漱水不欲咽者，皮必衄。

原文：阳明病，口燥，但欲漱水，不欲咽者，此必衄。

校：口燥后句号。

注：此条论渴。但欲漱水不欲咽者，感染所致弥散性血管内凝血（DIC）。严重感染，活化凝血系统出现瘀血，故但欲漱水不欲咽。随后凝血因子消耗，发生DIC，出现紫癜。温病所谓入营血也（持续炎症–热沸血瘀–皮下出血）。

评：阳明病，口燥。仲景语言，何其直白？阳明病，但欲漱水不欲咽者，皮必衄，又何其清晰？伤寒本不难，人心艰难。圣人如孩子，余以赤子之心读伤寒，字字真言。一个句号，真言出矣。

242. 阳明病，反无汗而小便利，二三日呕而咳，手足厥者，必苦头痛。若不咳、不呕、手足不厥者，头不痛。

原文：阳明病，反无汗，而小便利，二三日呕而欬，手足厥者，必苦头痛。若不欬不呕，手足不厥者，头不痛。

注：阳明病，反无汗而小便利，此为阳明寒中，故呕。胃肠功能紊乱时，分泌脑肠肽，可致头痛。咳嗽，多食物反流刺激咽喉，或吸入

性肺炎。前云"伤寒，厥而心下悸者，宜先治水，当服茯苓甘草汤，却治其厥。不尔，水渍入胃，必作利也"，阳明中寒，手足厥者，必苦头痛。若不咳、不呕、手足不厥者，头不痛。

243. 阳明病，但头眩，不恶寒，故能食而咳，其人必咽痛。若不咳者，咽不痛。

原文：阳明病，但头眩，不恶寒，故能食而欬，其人必咽痛。若不欬者，咽不痛。

注：阳明病，但头眩，脑肠肽所致头晕。不恶寒，故能食，咳者，食物反流刺激咽喉，其人必咽痛。若不咳者，咽不痛。此证余常与金匮之生姜半夏汤，多效。此两条论述胃食管反流病，可互参。下栀子豉汤亦治胃食管反流病，然其偏热也。

244. 阳明病，下之，其外有热，手足温，不结胸，心中懊侬，饥不能食，但头汗出者，栀子豉汤主之。

注：小结胸病，正心下，按之痛，西医所谓贲门炎。此条有二，其一为食管炎，下之后，胃肠蠕动减退，食物反流刺激食管发炎。为何反流？除了胃肠蠕动减退，腹压增加外，贲门括约肌功能紊乱也。贲门括约肌受自主神经控制，故此病西医所谓心身疾病，多合并焦虑、抑郁，故心中懊侬。饥不能食，食则反流也。其二但头汗出者，湿热也，栀子豉汤与半夏泻心汤（《温病条辨》去人参、大枣、干姜、甘草，生姜可用姜汁）为温病常用方也。

六、三阳合病

245. 三阳合病，口苦、咽干、腹满、微喘、发热、恶寒，脉浮而紧。若下之，则腹满更甚、小便难也。

原文：阳明中风，口苦咽干，腹满微喘，发热恶寒，脉浮而紧，若下之，则腹满小便难也。

校：阳明中风改三阳合病。则腹满后加更甚。

注：口苦、咽干在少阳，腹满、微喘在阳明，发热、恶寒，脉浮而紧在太阳。可与柴葛解肌汤。虽腹满，不可下，下之腹满更甚。下伤津液，故小便难。

若下之，腹满更甚而胃中空虚，客气动膈则食物反流，刺激食管而心中懊侬，舌上胎黄，栀子豉汤主之。若下之，脉浮发热、渴欲饮水而小便不利者，下伤阴而湿热不退，猪苓汤主之。

246. 三阳合病，脉浮而紧，咽燥口苦，腹满而喘，发热。汗出，不恶寒、反恶热，身重，若发汗则躁，心愦愦而谵语；若加温针，必怵惕、烦躁、不得眠；若下之，则胃中空虚，客气动膈。心中懊侬，舌上胎者，栀子豉汤主之。若渴欲饮水，口干舌燥者，白虎加人参汤主之。若脉浮、发热、渴欲饮水、小便不利者，猪苓汤主之。

原文：阳明病，脉浮而紧，咽燥口苦，腹满而喘，发热汗出，不恶寒反恶热，身重。若发汗则躁，心愦愦反谵语。若加温针，必怵惕烦躁不得眠。若下之，则胃中空虚，客气动膈，心中懊侬，舌上胎者，栀子豉汤主之。

原文：若渴欲饮水，口干舌燥者，白虎加人参汤主之。

原文：若脉浮发热，渴欲饮水，小便不利者，猪苓汤主之。

校：阳明中风改三阳合病。愦，乱也。"心愦愦反谵语"改"心愦愦而谵语"。怵惕、烦躁、不得眠，此递进，当为顿号。发热后汗出前句号，心愦愦而谵语及不得眠后分号，客气动膈后句号。

评：脉浮而紧，咽燥口苦，腹满而喘，发热同上条。此条汗出，不恶寒、反恶热，身重，病归阳明，即前云阳明居中，土也，万物所归，当白虎汤或白虎加人参汤。此大热，若发汗则伤津液，心愦则谵语。若加烧针，神经系统兴奋性进一步增强，必怵惕，烦躁不得眠。若下之，胃中空虚，客气动膈，食物反流。

猪苓汤

猪苓（去皮）　茯苓　泽泻　阿胶　滑石（碎）各一两

上五味，以水四升，先煮四味，取二升，去滓，纳阿胶烊消，温服七合，日三服。

247．脉浮而芤，浮为阳，芤为阴，浮芤相搏，胃气生热，其阴则绝。

原文：脉浮而芤，浮为阳，芤为阴，浮芤相搏，胃气生热，其阳则绝。

校：其阳则绝改其阴则绝。

注：若脉浮而芤、发热而渴欲饮水、小便不利者，此阴（血）虚湿热之证，猪苓汤主之。阴血既虚，又加热盛，更易伤阴，阴虚又夹湿，是难治。方以猪苓、滑石清热，更加茯苓、泽泻利水、阿胶养血，与五苓散为对方，一寒一温。

评：此证多见于慢性肾盂肾炎急性发作。慢性肾盂肾炎急性发作时恶寒、发热、脉浮，常被误诊为太阳病（感冒），然其小便不利（初起尿频、尿急、尿痛并不明显）而腰痛（肾区叩痛）。余临床对外感脉芤者，必叩其肾。叩击痛者，此非外感，不可汗，当与猪苓汤。太阳病篇有"淋家，不可发汗。发汗必便血"，即此也。便血，指小便出血。

248．阳明病，汗出多而渴者，不可与猪苓汤。以汗多胃中燥，猪苓汤复利其小便故也。

原文：阳明病，汗出多而渴者，不可与猪苓汤，以汗多胃中燥，猪苓汤复利其小便故也。

评：猪苓汤治阴虚夹饮之渴，阳明汗出多而渴者，出汗伤阴，猪苓汤不宜。

249．三阳合病，脉浮大；上关上，但欲眠睡，目合则汗。

注：可与柴葛解肌汤。脉浮大上关上，即浮、大、弦之意。

250．三阳合病，腹满、身重，难以转侧，口不仁而面垢，谵语、遗尿。发汗则谵语甚，下之则额上生汗，手足逆冷。若自汗出者，白虎汤主之。

原文：三阳合病，腹满身重，难以转侧，口不仁面垢（又作枯，一云向经），谵语遗尿。发汗则谵语。下之则额上生汗，手足逆冷。若自汗出者，白虎汤主之。

校：发汗则谵语后加甚字。腹满、身重对举，当为顿号。谵语、遗尿对举，当为顿号。

注：此三阳合病，但腹满身重，难以转侧，可见阳明为甚。口不仁而面垢，汗出多故也。谵语，阳明病。遗尿，严重感染所致尿失禁。二者皆感染危重之象。发汗则谵语甚，其热更重。严重感染，水电解质紊乱，下之则水电解质紊乱加重，额上生汗，手足逆冷，易转休克。譬如惊恐之人额上生汗，手足冰冷。若自汗出者，仍宜强烈抗炎，白虎汤主之。

七、太阳阳明

251. 趺阳脉浮而涩，浮则胃气强，涩则小便数。浮涩相搏，大便则难。其脾为约，麻子仁丸主之。

原文：趺阳脉浮而涩，浮则胃气强，涩则小便数，浮涩相搏，大便则鞕，其脾为约，麻子仁丸主之。

校："浮则胃气强，涩则小便数"后句号，此论述多食、多尿。浮涩相搏，大便则难后句号，此论述多食、多尿与便秘的关系。

注：阳明脉浮者合热，合热则胃气强，消谷善饥，如糖尿病。涩者血管中水分减少，血液运行阻力增加。血管中水分减少，小便数之故，水从小便出，亦如糖尿病。水分丢失，肠道水分过分吸收，则大便难。其脾胃约，约者，从丝从勺，困之意。麻子仁丸以大黄、枳实、厚朴芍药通大便，再加富含油脂之麻子仁、杏仁，蜜丸，润下也。

评：此条对糖尿病病机描述细微入至。

麻子仁丸

麻子仁二升　芍药半斤　枳实半斤（炙）　大黄一斤（去皮）　厚朴一尺（炙，去皮）　杏仁一升（去皮尖，熬，别作脂）

上六味，蜜和丸如梧桐子大，饮服十丸，日三服，渐加，以知为度。

评：麻子仁丸与桂枝加厚朴杏子汤均通便。芍药、厚朴、杏仁通便，法同桂枝加厚朴杏子汤。本方又用枳实、大黄通腑，麻子仁油脂润肠。桂枝加厚朴杏子汤又用姜、枣健脾，桂枝挥发油促进胃肠蠕动。麻子仁、杏仁均含植物油，可滑肠。桂枝为挥发油，可促进胃肠蠕动，与前药不同。

252．阳明病，脉迟。汗出多，微恶寒者，表未解也。可发汗，宜桂枝汤。

原文：阳明病，脉迟，汗出多，微恶寒者，表未解也，可发汗，宜桂枝汤。

校：脉迟后句号，表未解也后句号。

注：脉迟为阳明腑实，阳明腑实，脉可沉可迟。若便秘而汗出多，微恶寒者，表未解也，非阳明病，可与桂枝汤解表通腑。可加厚朴、杏仁，以肺与大肠为表里也，分别见太阳、太阴病篇。

评：阳明病，脉迟。一语道破腑实之脉除了沉，亦可迟。白纸黑字皆视之不见，无明也。众视独见者，神明也。

八、正阳阳明：发热

253．脉实者，宜下之；脉浮虚者，宜发汗。下之与大承气汤，发汗宜桂枝汤。

原文：病人烦热，汗出则解，又如疟状，日晡所发热者，属阳明也。脉实者，宜下之；脉浮虚者，宜发汗。下之与大承气汤，发汗宜桂枝汤。

注：发热汗出，脉实者，宜下之；脉浮虚者，宜发汗。下之与大承气汤，发汗与桂枝汤。

大承气汤

大黄四两（酒洗）　厚朴半斤（炙、去皮）　枳实五枚（炙）　芒硝三合

上四味，以水一斗，先煮二物，取五升，去滓，内大黄，更煮取二升，去滓，内芒硝，更上微火一两沸，分温再服，得下余勿服。

254．发汗不解，腹满痛者，急下之，宜大承气汤。

注：因发热，故发汗，然此热非太阳，不当汗。参上条。

255. 太阳病三日，发汗不解，蒸蒸发热者，属阳明也，调胃承气汤主之。

原文：太阳病三日，发汗不解，蒸蒸发热者，属胃也，调胃承气汤主之。

注：蒸蒸发热者，热不甚而缠绵，有腑实。热难退，去枳实加甘草，甘草有西医所谓皮质激素样作用，可退热。此热需与湿热之身热不扬鉴别。身热不扬者，时高时低，低时体温仍不正常。蒸蒸发热者，持续中度发热。

太阳病三日，即前云伤寒三日，阳明受之也。何以阳明受之？发汗不解，蒸蒸发热者，属阳明也。若发汗解，仍在太阳，未传阳明。本条可与前"伤寒三日，阳明脉大"互参。

三条宜前后互参。

评：余中学时曾自学逻辑学，常用之以分析。此句可分解如下：

（1）伤寒，一日太阳，二日少阳，三日阳明（此句隐于字外，细品太阳病三日，即知其所指）。

（2）太阳病三日，发热，或在太阳，或传阳明，亦有传少阳者（不及阳明多见）。

（3）若发汗解，仍属太阳。

（4）若发汗不解，传经也。

（5）传经发热，有蒸蒸发热（蒸蒸发热者，持续发热也）者，有寒热往来者（此句隐于字外，细品蒸蒸发热可得）。

（6）蒸蒸发热者，属阳明也。

（7）寒热往来者，属少阳也（此句隐于字外，细品蒸蒸发热可得）。

（8）属阳明腑实发热者，调胃承气汤主之。

非独断章可以取义（少阳移自阳明前，即断章取义也），即便断句亦可取义，断字亦复可取义也。能读书后书，解字外义者，方可谓之神明。

256．阳明病，发热汗多者，急下之，宜大承气汤。

注：此高热便秘，白虎汤不宜，急下之。

评：痞、满、实（硬）、燥、坚者，大承气汤。痞、满者，上、下消化道（胃与大肠）动力减退，硬、燥、坚者大便也。痞、满、实，硬而不干燥、坚硬者，小承气汤。服承气汤，肠道绞痛者，调胃承气汤缓之。由此可知，凡用大黄，腹痛或泄下太过，皆可佐以甘草。他药亦如是，如大青叶可至腹痛、泄下，余每重用时，常加甘草制之。

257．阳明病，潮热。大便微硬者，可与大承气汤。不硬者，不与之。

原文：阳明病，潮热，大便微鞭者，可与大承气汤，不鞭者不可与之。若不大便六七日，恐有燥屎，欲知之法，少与小承气汤，汤入腹中，转失气者，此有燥屎也，乃可攻之。若不转失气者，此但初头鞭，后必溏，不可攻之，攻之必胀满不能食也。欲饮水者，与水则哕。其后发热者，必大便复鞭而少也，以小承气汤和之。不转失气者，慎不可攻也。小承气汤。

校：潮热后句号。

注：潮热有在经在腑之别。便微硬者，可与大承气汤。不硬者，承气汤不可与之，可与白虎汤辈。微硬不坚者，本小承气汤，为何用大承气汤急下之？此截断法，不需等大便燥结，釜底抽薪，退热尤快。可与上条"阳明病，发热汗多者，急下之，宜大承气汤"互参。不硬者，腑未实也。

评：下之早与不早，如何判断？太早有二：其一为不硬者；其二为虽硬，但不燥，又不发热者（此小承气汤，与大承气汤太早）。下之太早，多成结胸，参前述。下之太晚者，主要是阳明壮热或潮热，大便燥结。此证当于大便微硬，即可下之以截断也。何以知其大便已硬？后条云："手足濈然而汗出者，此大便已硬也。"余早年业传染，用之临床，活人甚多。

258．阳明病，脉迟。虽汗出不恶寒者，其身必重，短气腹满而

喘。手足濈然而汗出者，此大便已硬也，大承气主之。若汗多、微发热、恶寒者，外未解也。有潮热者，此属阳明也。其热不潮，未可与承气汤。若腹大满不通者，可与小承气汤微下和胃气，勿令大泄下。

原文：阳明病，脉迟，虽汗出不恶寒者，其身必重，短气腹满而喘，有潮热者，此外欲解，可攻里也。手足濈然汗出者，此大便已鞕也，大承气汤主之；若汗多，微发热恶寒者，外未解也（一法与桂枝汤），其热不潮，未可与承气汤；若腹大满不通者，可与小承气汤，微和胃气，勿令至大泄下。

校：脉迟后句号。有潮热者，此外欲解也移至外未解之后。微和胃气中加下。此外欲解也改此属阳明也。"微和胃气"改"微下和胃气"，"此外欲解也"改"此属阳明也"。二处原文本无错，为方便今人理解，故以更直白之语。

注：腑实可见迟脉。便不通，常见身重、短气、腹满、微喘诸般不适，大便中毒素吸收之故，便秘之人常见之。手足濈然而汗出者，此大便已硬也，大承气汤的证。潮热亦属阳明。其热不潮，未可与承气汤。若汗多、微发热、恶寒者，外未解也。有潮热者，此为欲解，意为阳明病欲解时，日晡所发潮热者，属阳明也。若腹大满不通者，此胀气为主，故腹大满，当与小承气汤微下和胃气，理气为主，勿令大泄下。可用西医叩诊法，腹部叩之如鼓，西医所谓鼓音，则肠内积气。此多脾虚之人发生阳明病，大下后容易便溏。因下伤气，下后不仅食欲减退，而且免疫功能抑制，常常低热缠绵不去。欲解时，参太阳病篇注解。

小承气汤

大黄四两　厚朴二两（炙，去皮）　枳实三枚（大者，炙）

上三味，以水四升，煮取一升二合，去滓，分温二服。初服汤当更衣，不尔者尽饮之，若更衣者，勿服之。

评：此条道出甚多活人机要：

（1）阳明病，脉迟（腑实脉）。

（2）阳明腑实，其身必重，短气腹满而喘（肠道毒素吸收证候）。

（3）手足濈然而汗出者，此大便已硬也（腑实独证）。

（4）有潮热者，此属阳明也。

（5）若腹大满不通者，可与小承气汤微下和胃气，勿令大泄下。小承气汤属于和法。和何？腹大满，太阴脾虚之人发生阳明腑实的特征，不通是阳明腑实，此和阴阳也。下后热退，当健脾。此法余用之甚多。可参此条："伤寒脉浮，自汗出、小便数、心烦、微恶寒、脚挛急，反与桂枝汤以攻其表，此误也。得之便厥、咽中干。烦躁吐逆者，作甘草干姜汤与之，以复其阳；若厥愈足温者，更作芍药甘草与之，其脚即伸；若胃气不和谵语者，少与调胃承气汤；若重发汗复加烧针者，四逆汤主之。"

九、阳明热厥

259. 伤寒，一二日至四五日，厥者必发热。前热者，后必厥。厥深者，热亦深。厥微者，热亦微。

原文：伤寒一二日至四五日，厥者必发热，前热者后必厥，厥深者热亦深，厥微者热亦微。厥应下之，而反发汗者，必口伤烂赤。

注：热厥。

260. 伤寒，脉滑而厥者，里有热也，白虎汤主之。

原文：伤寒脉滑而厥者，里有热，白虎汤主之。

注：真热假寒。此感染性休克，西医当抗感染，中医与白虎汤，其脉滑，属暖休克，非厥阴之微细欲绝（西医所谓冷休克之脉象）。

评：去头尾，即"脉滑而厥者，里有热也"，此述暖休克之脉。拘于条文者，不可言智慧。

261. 少阴病，自利清水，色纯青，心下必痛。口干燥者，急下之，宜大承气汤。

原文：少阴病，自利清水，色纯青，心下必痛，口干燥者，可下之，宜大承气汤。

注：补充上条，所谓热结旁流，易休克。余临床所见，此证病人，

非外感大热亦可见。喜大便，然每次便出少许绿色黏液，看似下利，实则便秘。外感病中，则除口干燥外，可见心下痛。心下者，贲门也，大便不出，食物反流所致，腑通后可与小陷胸汤（可法吴鞠通加枳实）。

262. 少阴病，六七日腹胀，不大便者，急下之，宜大承气汤。

原文：少阴病，六七日，腹胀不大便者，急下之，宜大承气汤。

校：六七日腹胀中无逗号。

注：此厥属热厥，非真少阴，急下之。可与上条及"少阴病，得之二三日，口燥咽干者，急下之，宜大承气汤"互参。

263. 厥应下之，而反发汗者，必口伤烂赤。

原文：伤寒一二日至四五日，厥者必发热，前热者后必厥，厥深者热亦深，厥微者热亦微。厥应下之，而反发汗者，必口伤烂赤。

注：热厥承气汤证，发汗必长口疮，口疮下之后，宜竹叶石膏汤养胃气。

十、正阳阳明：便秘

264. 阳明病，本自汗出。医更重发汗，以亡津液，胃中干燥，故令大便硬。

原文：阳明病，本自汗出，医更重发汗，病已差，尚微烦不了了者，此必大便鞭故也。以亡津液，胃中干燥，故令大便鞭。当问其小便日几行，若本小便日三四行，今日再行，故知大便不久出。今为小便数少，以津液当还入胃中，故知不久必大便也。

校：自汗出后句号。以亡津液，胃中干燥，故令大便硬提前。

注：阳明病，本自汗出，即前述但热不寒而汗出，非太阳表虚之自汗出。医者不明，发汗则亡津液。胃中指胃家，包括胃与大肠，因大便水分最后吸收是在乙状结肠，即大肠末段。

评：阳明病，本自汗出，学者当牢记。余将仲景机要之语，一一断出，恐天下之迷人不识途也。

265．脉阳微而汗出少者，为自和也。汗出多者，为太过。阳脉实，因发其汗，出多者，亦为太过。太过为阳绝于里，亡其津液。亡其津液者，大便因硬也。

原文：脉阳微而汗出少者，为自和（一作如）也，汗出多者，为太过。阳脉实，因发其汗，出多者，亦为太过。太过者，为阳绝于里，亡津液，大便因鞕也。

校：亡其津液后句号，其后再加亡其津液者。

注：脉阳微而汗出少者，虚人微汗，为自和也，虚人汗出多者，为太过。发汗出多者，亦为太过。太过或亡阳，或亡津液。亡津液者，大便硬。

评：原文本无错，然行文简约，恐今人不理解，故加蛇足。又凡外感热病，每日必问其大便。若大便不出，恐转阳明，必热不退而病不愈也。

266．阳明病已差，尚微烦不了了者，此必大便硬故也。当问其小便日几行。若本小便日三四行，今日再行，故知大便不久出。小便数少，今日再行，以津液当还入胃中，故知不久必大便也。

原文：阳明病，本自汗出，医更重发汗，病已差，尚微烦不了了者，此必大便鞕故也。以亡津液，胃中干燥，故令大便鞕。当问其小便日几行，若本小便日三四行，今日再行，故知大便不久出。今为小便数少，以津液当还入胃中，故知不久必大便也。

校：病已差承前加阳明二字。"今为小便数少"不通，改为"小便数少，今日再行"。

注：阳明病愈后微烦者，大便硬故也。津液复则大便出。津液复者，小便不至于短少。

评：热证小便短少，次数有多有少，故看小便次数并不准确，应该看尿量。尿量恢复则津液恢复而大便出。"以津液当还入胃中"意为津液少则肠道（胃家）水分过度吸收，故便秘，津液足者肠道水分保留多，故大便自如。

267．阳明病，不吐、不下，心烦者，可与调胃承气汤。

原文：阳明病，不吐不下，心烦者，可与调胃承气汤。

注：此心烦为大便硬故也。调胃承气汤服后较少肠道绞痛，于心烦者佳。

268. 若不大便六七日，恐有燥屎，欲知之法，少与小承气汤。汤入腹中，转失气者，此有燥屎，乃可攻之。其后发热者，必大便复硬而少也，以小承气汤和之。若不转失气者，此但初头硬、后必溏，不可攻之。攻之必胀满，不能食也。欲饮水者，与水则哕。不能转失气者，慎不可攻也。

原文：阳明病，潮热，大便微鞕者，可与大承气汤，不鞕者不可与之。若不大便六七日，恐有燥屎，欲知之法，少与小承气汤，汤入腹中，转失气者，此有燥屎也，乃可攻之。若不转失气者，此但初头鞕，后必溏，不可攻之，攻之必胀满不能食也。欲饮水者，与水则哕。其后发热者，必大便复鞕而少也，以小承气汤和之。不转失气者，慎不可也。小承气汤。

校：其后发热者，必大便复硬而少也，以小承气汤和之提前。

注：不大便六七日，需区别燥屎与初头硬、后必溏。欲知之法，少与小承气汤，不可多服。其一，唯恐肠麻痹，当禁食水，故不可多服。其二不可用芒硝。芒硝促进水分向肠道转移，故治坚硬如石的燥屎。若肠麻痹，服芒硝后肠道积有大量水分，腹压急剧增高，肠道菌群迁移，容易毙命。

汤入腹中转失气者，西医所谓肠鸣，可见肠道未麻痹，此有燥屎，乃可攻之。若不转失气者，此肠麻痹，大便多初头硬、后必溏，为何？脾虚之人，肠道蠕动功能减弱，故易麻痹。不可攻之。攻之必胀满，不能食也，见太阴病篇脉证提纲。欲饮水者，与水则哕，此阳明中寒也。

大承气汤下之热退，其后发热者，必大便复硬而少也，以小承气汤和之。

评：余当年考博士研究生，夜发阑尾炎，吃药1剂即赴成都应试，迁延数日未治，急性转成慢性。后阑尾结石嵌顿化脓，余乃手术。术后肠麻痹，余欲自行中药治疗而不可得，只得胃肠减压并被诸承气汤、蓖麻油、足三里注射等折磨得死去活来，神志渐昏聩。有幸特许自开中药，终于我命在我。落笔大黄附子汤，排出先干后溏大便若干。1剂生，3剂出院。

269. 病人不大便五六日，绕脐痛，烦躁，发作有时者，此有燥屎，故使不大便也。

注：此大便刺激之肠绞痛。

270. 病人小便不利，大便乍难乍易，时有微热，喘冒不能卧者，有燥屎也，宜大承气汤。

原文：病人小便不利，大便乍难乍易，时有微热，喘冒（一作怫郁）不能卧者，有燥屎也，宜大承气汤。

注：喘冒者，肺与大肠为表里。有燥屎者，短气而喘，可补大便乍难乍易诊断之不足。有热则小便不利。大便不出，则热不退。为何微热？大便乍难乍易，故非高热。

271. 伤寒，六七日，目中不了了，睛不和。无表里证，大便难，身微热者，此为实也，急下之，宜大承气汤。

原文：伤寒六七日，目中不了了，睛不和，无表里证，大便难，身微热者，此为实也，急下之，宜大承气汤。

注：除了少阳病，阳明病又常见目睛不和、巩膜出血等症，急下之。眼下白红者，阳明病也。

272. 太阳病，若吐、若下、若发汗，微烦、小便数、大便因硬者，与小承气汤和之愈。

原文：太阳病，若吐若下若发汗后，微烦，小便数，大便因鞕者，与小承气汤和之愈。

注：汗吐下伤津液，小便数而短少，微烦乃大便硬之特征。临床便

秘者常见说不明之不适,肠道毒素吸收故也。

十一、阳明寒中便秘

273．阳明病,心中懊憹而烦,胃中有燥屎者,可攻。腹微满,初头硬,后必溏,不可攻之。若有燥屎者,宜大承气汤。

原文:阳明病,下之,心中懊憹而烦,胃中有燥屎者,可攻。腹微满,初头鞕,后必溏,不可攻之。若有燥屎者,宜大承气汤。

校:"下之"为衍文,去之。

注:腹微满,初头硬,后必溏,此五苓散证不可攻之。

274．得病二三日,脉弱,无太阳柴胡证,烦躁、心下硬。至四五日,虽能食,以小承气汤,少少与,微和之。今小安,至六日,与承气汤一升。若不大便六七日,小便少者,虽不能食,但初头硬,后必溏,未定成硬,攻之必溏。须小便利,屎定硬,乃可攻之,宜大承气汤。

原文:得病二三日,脉弱,无太阳、柴胡证,烦躁,心下鞕。至四五日,虽能食,以小承气汤,少少与,微和之,令小安,至六日,与承气汤一升。若不大便六七日,小便少者,虽不受食(一云不大便),但初头鞕,后必溏,未定成鞕,攻之必溏;须小便利,屎定鞕,乃可攻之,宜大承气汤。

注:烦躁、心下硬为食积胃中,少少与小承气汤微和之,亦可后世枳实导滞丸。

此病者脉弱,本太阴病,食谷不化。太阴病,至七八日,大便硬者,为阳明也。今小安,至六日,大便停留过久,太阴转阳明,可与承气汤一升去停留过久之燥屎。若腹痛,当与太阴病篇之桂枝加芍药大黄汤。脾虚生痰饮,此法需太阴不夹饮者。须小便利,屎定硬,即指脾虚不夹饮者。

太阴脾虚夹饮者,小便必少,大便但初头硬,后必溏,当与五苓散。脾虚者不能食,而燥屎成者亦不能食,需鉴别。

评:须小便利,屎定硬,乃可攻之,宜大承气汤。此言不发热者。

若发热者小便必少，不可刻舟求剑。

十二、阳明热中伤阴

275. 阳明病，自汗出。若发汗，小便不利者，此为津液内竭。虽便不可攻之，当须自欲大便，宜蜜煎导而通之。若土瓜根及大猪胆汁皆可为导。

原文：阳明病，自汗出，若发汗，小便自利者，此为津液内竭，虽鞭不可攻之，当须自欲大便，宜蜜煎导而通之。若土瓜根及大猪胆汁，皆可为导。

校：小便自利改小便不利。自汗出后句号，此为津液内竭后句号。

注：阳明病，误汗伤津液，可补充水分，并以蜜煎导之，土瓜根及大猪胆汁皆可，肥皂亦可。方后云用大猪胆汁，加醋，何以故？盖上消化道偏酸，下消化道偏碱。便秘者，细菌繁殖，肠道碱性增强，宜以酸药中和。西医治疗肝衰竭，用醋水灌肠导便，机理相同。此用胆汁，若肝病不宜，因胆汁中胆红素可吸收入血，故不可与之。

蜜煎方

食蜜七合

上一味，于铜器内，微火煎，当须凝如饴状，搅之勿令焦着，欲可丸，并手捻作挺，令头锐，大如指，长二寸许。当热时急作，冷则硬。以内谷道中，以手急抱，欲大便时乃去之。疑非仲景意，已试甚良。

又大猪胆一枚，泻汁，和少许法醋，以灌谷道内，如一食顷，当大便出宿食恶物，甚效。

校：疑非仲景意，已试甚良此句去之。不以手急抱，停留肠中时间不足，顷刻喷出，大便不能尽出也。

评：此处余断为四句，层层递进如下：

（1）阳明病，自汗出。（当区别太阳表虚自汗）

（2）（自汗出者，）若发汗，小便不利者，此为津液内竭。

（3）（津液内竭而便秘者，）虽硬不可攻之，当须自欲大便，宜蜜煎导而通之。

（4）若土瓜根及大猪胆汁皆可为导。

276．阳明病，得之二三日，口燥咽干者，急下之，宜大承气汤。

原文：少阴病，得之二三日，口燥咽干者，急下之，宜大承气汤。

校：因四逆，故王叔和移入少阴病篇，改名少阴病，此本阳明病，故改之。

注：此四逆，为内热郁闭，甚者易休克，非真阳虚。其要在口燥咽干，或舌苔花剥脱，法当急下之，以存少阴津液。如津液大伤，下之不通者，可与后世增液承气汤。

评：阳明急下，可与少阴急温互参，寒热两极自明。余察此证，多详细观舌，舌上有细小裂纹如毛发者，必伤阴（需仔细观察，排除先天性舌裂），急下之，以截断，必无休克四逆之虞，屡屡活人。

十三、正阳阳明：腹满

277．腹满不减，减言不足。当下之，宜大承气汤。

原文：腹满不减，减不足言，当下之，宜大承气汤。

校：减不足言改减言不足。减言不足后句号。

注：腹满不减为阳明腑实，当下之，宜大承气汤。腹满时减者，饭后胀，一两小时后减轻或消失，此脾虚消化功能减退，故减言不足。

评：减不足言雅，然为方便今人理解，无奈改之。

278．伤寒，吐后，腹胀满者，与调胃承气汤。

原文：伤寒吐后，腹胀满者，与调胃承气汤。

注：吐后胃气伤，故腹胀满。不可大下或与破气之药，故与调胃承气汤。

评：胀为病人主观感觉，满为客观可见。一为病人口述，一为医者查体。

阳明腑实，世人以为阳明大肠三承气汤是也。考阳明腑病，实有阳明胃与阳明大肠之别。阳明胃如小陷胸汤，病在正心下胃之上口（贲门），再如痞证之半夏泻心汤，兼太阴脾虚也。

十四、阳明谵语

279．夫实则谵语，虚则郑声。郑声者，重语也。谵语，直视、喘满者死，下利者亦死。

原文：夫实则谵语，虚则郑声。郑声者，重语也。直视谵语，喘满者死，下利者亦死。

校：谵语提前，后为逗号。后有言"微喘直视"者，故此处行文有误。

注：阳明谵语，若直视、喘满者，呼吸衰竭上脱而死。下利者肠道菌群紊乱，下脱亦死。

280．下利、谵语者，有燥屎也，宜小承气汤。

原文：下利谵语者，有燥屎也，宜小承气汤。

注：参上条。

281．发汗多，若重发汗者，亡其阳，郑声。脉短者死，脉自和者不死。

原文：发汗多，若重发汗者，亡其阳，谵语。脉短者死，脉自和者不死。

校：谵语改郑声。

注：汗多亡阳，故郑声。因其虚，脉短者死，脉自和者不死。与上条谵语对举。

评：此条郑声变谵语，必流传之误也。

282．伤寒，若吐、若下后，不解。不大便五六，上至十余日，日晡所发潮热，不恶寒，独语如见鬼状。若剧者，发则不识人，循衣摸床，惕而不安，微喘直视。脉弦者生，涩者死。微者但发热。谵语者，大承气汤主之。若一服利，止后服。

原文：伤寒若吐若下后不解，不大便五六日，上至十余日，日晡所发潮热，不恶寒，独语如见鬼状。若剧者，发则不识人，循衣摸床，惕而不安（一云顺衣妄撮，怵惕不安），微喘直视，脉弦者生，涩者死。微者，但发热谵语者，大承气汤主之。若一服利，则止后服。

校：若吐、若下对举，当为顿号。若下后逗号，不解后句号，微喘直视后句号。"微者，但发热谵语者"，不通，改断但发热，后句号。

注：伤寒，若吐、若下后，不解。不大便五六，上至十余日，日晡所发潮热，不恶寒，此传阳明。独语如见鬼状，此阳明高热影响神明。若剧者，发则不识人，循衣摸床，惕而不安，微喘直视。剧者脉弦者生，涩者死。弦为正邪相争，涩者精血衰败，正不胜邪。微者但发热，阳明在经而已。

283．阳明病，其人多汗，以津液外出，胃中燥，大便必硬。硬则谵语，小承气汤主之。若一服，谵语止者，更莫复服。

原文：阳明病，其人多汗，以津液外出，胃中燥，大便必鞕，鞕则谵语；小承气汤主之；若一服谵语止者，更莫复服。

校：大便必硬后句号。

注：不可久服，伤阴伤阳。

评：此条讲病机及治法。

（1）多汗津液外出，胃中燥，大便必硬。结合前述小便不利，微喘，可知人体水液排出，无非皮肤蒸发、呼吸、小便、大便也。其相互调节机制，学者当细察。

（2）硬则谵语，道破阳明谵语病机。

284．阳明病，谵语，发潮热。脉滑而疾者，小承气汤主之。因与承气汤一升，腹中转失气者，更服一升；若不转失气者，勿更与之。明日又不大便，脉反微涩者，里虚也，为难治，不可更与承气汤也。

原文：阳明病，谵语发潮热，脉滑而疾者，小承气汤主之。因与承气汤一升，腹中转气者，更服一升，若不转气者，勿更与之。明日又不大便，脉反微涩者，里虚也，为难治，不可更与承气汤也。

校：发潮热后句号，此阳明谵语之特征，参下条。

注：不大便脉当沉、迟、实，脉反微涩者，里虚也，为难治，不可更与承气汤也。微者大黄附子汤，涩者玉女煎。

评：综合阳明病篇各条，阳明在经，其脉浮、大、洪、数；阳明腑实，其脉沉、迟、滑、实。

285. 阳明病，谵语，有潮热。反不能食者，胃中必有燥屎五六枚也，宜大承气汤下之。若能食者，但硬尔。

原文：阳明病，谵语有潮热，反不能食者，胃中必有燥屎五六枚也；若能食者，但鞭耳，宜大承气汤下之。

校：有潮热后句号。宜大承气汤下之提前。

注：反不能食者，有燥屎，大承气汤；若能食者，但硬尔，小承气汤。胃中指胃家，包括大肠。西医所指胃中不可能有燥屎。燥屎与硬便的区别在于能食与不能食。何为反？阳明病，合热者消谷，今不能食，故曰反。

评：宜大承气汤下之此本无错，属倒装。为方便今日理解，今提前。

286. 汗出、谵语者，以有燥屎在胃中。此非风也，须下之。下之则愈，宜大承气汤。过经乃可下之，下之若早，语言必乱，以表虚里实故也。

原文：汗（汗一作卧）出谵语者，以有燥屎在胃中，此为风也。须下者，过经乃可下之。下之若早，语言必乱，以表虚里实故也。下之愈，宜大承气汤（一云大柴胡汤）。

校：燥屎在胃中后句号。"此为风也"改为"此非风也"，后逗号。"须下者"改"须下之"，后句号。"下之则愈，宜大承气汤"提前（原文倒装）。

注：汗出、谵语者，此汗出非太阳中风也，谵语以有燥屎在肠中。须下之，但须太阳过经乃可下之。所谓过经，表解里实也。下之若早，

语言必乱，以表虚里实故也。

287. 伤寒，四五日，脉沉而喘满。沉为在里，而反发其汗，津液越出，大便为难。表虚里实，久则谵语。

原文：伤寒四五日，脉沉而喘满，沉为在里，而反发其汗，津液越出，大便为难，表虚里实，久则谵语。

注：喘满者，肺与大肠为表里故也。发汗津液越出，大便为难，此皮肤与大肠两经一在表，一在里，调节水液代谢也，与西医认识相同。医无中西，存乎一心。

评：表虚里实，久则谵语。此谵语病机之要也。阳明病，交感神经兴奋，复用麻黄发表，交感神经更加兴奋，故烦躁，甚则谵语。

288. 二阳并病，太阳证罢，但发潮热，手足漐漐汗出，大便难而谵语者，下之则愈，宜大承气汤。

原文：二阳并病，太阳证罢，但发潮热，手足漐漐汗出，大便难而谵语者，下之则愈，宜大承气汤。

注：大便难而谵语者，下之则愈，直取其病，简约如斯。当与前"阳明病，谵语，有潮热。反不能食者，胃中必有燥屎五六枚也，宜大承气汤下之。若能食者，但硬尔"互参。前云"手足漐然而汗出者，此大便已硬也，大承气汤主之"可参。

289. 阳明病，下血、谵语者，此为热入血室。但头汗出者，刺期门。随其实而泻之，漐然汗出而愈。

原文：阳明病，下血谵语者，此为热入血室，但头汗出者，刺期门，随其实而泻之，漐然汗出则愈。

校：此为热入血室后句号，"此为"之句属于逻辑学所谓之判断。"但头汗出者，刺期门"后句号。

注：参太阳病篇热入血室。

十五、腑实禁忌

290. 伤寒呕多，虽有阳明证，不可攻之。

注：呕多或寒或湿，攻之更甚。

291. 阳明病，心下硬满者，不可攻之。攻之利遂不止者，死；利止者，愈。

原文：阳明病，心下鞕满者，不可攻之。攻之利遂不止者死，利止者愈。

注：阳明病，心下硬满者，多胃癌，不可攻之。

292. 阳明病，面合色赤，不可攻之。发热、色黄，必小便不利也。

原文：阳明病，面合色赤，不可攻之，必发热。色黄者，小便不利也。

校："必"从发热前移至小便不利前。不可攻之后句号，发热后顿号。

注：面合，眼口闭也。色赤，面色红也，此阳明在经，不可攻之。发热色黄者，必小便短黄。

评：太阳发热表不解，可见面红。前云："面色反有热色者，未欲解也，以其不能得小汗出，身必痒，宜桂枝麻黄各半汤。"又云："面色缘缘正赤者，阳气怫郁在表，当解之熏之。"阳明在经，大热，亦面色红，见本条。阳明腑实亦有面红，《金匮要略》云："若面热如醉，此为胃热上冲熏其面，加大黄以利之。"

十六、阳明宿食

293. 脉滑而数者，有宿食也。当下之，宜大承气汤。

原文：阳明少阳合病，必下利，其脉不负者，为顺也。负者，失也，互相克贼，名为负也。脉滑而数者，有宿食也，当下之，宜大承气汤。

校：有宿食也后句号。

注：宿食之脉滑。食积易化热，故脉数，后世保和丸用连翘，从此出。

294．大下后，六七日不大便，烦不解，腹满痛者，此有燥屎也。所以然者，本有宿食故也，宜大承气汤。

注：本有宿食故也，大下后，宿食由小肠到大肠，大肠从升结肠到横结肠再到降结肠，最后停留在乙状结肠，数日后又成燥屎。余见急性肝衰竭当下者，下之后，数日再下，反复下数次，排出大便前后约一盆许。

295．病人手足厥冷，脉乍紧者，邪结在胃中。心下满而烦，饥不能食者，病在胃中，当须吐之，宜瓜蒂散。

原文：病人手足厥冷，脉乍紧者，邪结在胸中，心下满而烦，饥不能食者，病在胸中，当须吐之，宜瓜蒂散。

校：胸中改胃中，邪结在胃中后句号。

瓜蒂散

瓜蒂一分（熬黄）　赤小豆一分

上二味，各别捣筛，为散已，合治之，取一钱匕，以香豉一合，用热汤七合，煮做稀糜，去滓，取汁合散，温顿服之。不吐者，少少加。得快吐乃止。诸亡血虚家，不可与瓜蒂散。

296．病如桂枝证，头不痛、项不强、寸脉微浮。胸中痞硬，气上冲咽喉不得息者，此为胸有寒也。当吐之，宜瓜蒂散。

原文：病如桂枝证，头不痛，项不强，寸脉微浮，胸中痞鞕，气上冲喉咽，不得息者，此为胸有寒也。当吐之，宜瓜蒂散。

注：食积者化热，发热、汗出（多头汗出），病如桂枝证，寸脉微浮。微为阳微，有寒。浮则发热汗出。头不痛、项不强，非外感也。胸中痞硬，气上冲咽喉不得息者，饮食积滞故也。当吐之，宜瓜蒂散。

297．少阴病，饮食入口则吐，心中温温欲吐，复不能吐。始得之，手足寒。脉弦迟者，此胃中实，不可下也，当吐之。

原文：少阴病，饮食入口则吐，心中温温欲吐，复不能吐。始得之，手足寒，脉弦迟者，此胸中实，不可下也，当吐之。若膈上有寒饮，干呕者，不可吐也，当温之，宜四逆汤。

校：胸中改胃中，手足寒后句号。

注：此即少阴病篇云"少阴病欲吐不吐"，恶心是也。始得之为急症，手足寒，脉迟，似少阴，然脉又弦，则迟非阳虚，此胃中积滞，阳气郁闭，故手足寒。验之临床，食积恶心者皆如仲景所述。食积在胃，不可下也，当吐之。

评：胃中积滞，胃在心下，夹两肺中，说胸中未尝不可，然今人不明其理，以胸中为心肺，误也。仲景本无错，余不得已改之。

十七、蓄血

298．病人无表里证，发热七八日，虽脉浮数者，可下之。假令已下，脉数不解，合热则消谷善饥。至五六日不大便者，有瘀血，宜抵当汤。若脉数不解，而下不止，必协热而便脓血也。

原文：病人无表里证，发热七八日，虽脉浮数者，可下之。假令已下，脉数不解，合热则消谷喜饥，至六七日不大便者，有瘀血，宜抵当汤。若脉数不解，而下不止，必协热便脓血也。

注：阳明病，可见浮脉，其脉必数（体温增加1℃，脉搏增加10次）。脉浮，发热故也，发热者心输出量增加，当脉洪。久热水分丢失，血管充盈不够，洪则变浮。病人无表证，发热不在表，又无里虚证，虽便如常，仍可下。

假令已下，脉数不解，何故？原因有二：

其一，合热则消谷善饥。阳明有热，消谷善饥，此阳明病机之要眼，今人所谓糖尿病、代谢综合征等可从此着眼。何为合热？太阳为开，少阳为枢，阳明为合也。至五六日不大便者，有瘀血，宜抵当汤下之。此热属瘀血发热，不在气分，故承气汤不效也。

其二，若脉数不解而下不止者，必热陷而便脓血也，此溃疡性结肠炎或痢疾之类。

299．阳明证，其人善忘者，必有蓄血。所以然者，本有久瘀血，故令善忘。屎虽硬，大便反易，其色必黑，宜抵当汤下之。

原文：阳明证，其人喜忘者，必有畜血。所以然者，本有久瘀血，故令喜忘。屎虽硬，大便反易，其色必黑者，宜抵当汤下之。

注：蓄血善忘证，多见于脑梗死与脑供血不足导致脑萎缩。脑梗死与脑供血不足初起如常，日久脑萎缩，故云久瘀血。

独证在大便，三症合一。屎硬若因大便在乙状结肠停留过久，水分过度吸收者，大便本当不易，此证大便反易，知非腑实气分。其色必黑，可见之于出血之远血，然出血者便溏如柏油，大便易解，此屎硬，知其色必黑非出血而是瘀血也。大便色黑者，又见于燥屎，大便在肠道停留过久，细菌过度繁殖，然其排便必不易，故知非阳明气分热甚之腑实也。

善忘有肝郁者，多属抑郁症；有肾虚者，多见老年人；有气虚者，脑供血不足；有瘀血者，脑梗死、脑循环不良导致；有痰湿者，脑水肿、脑积水之故也。

评：屎虽硬，大便反易，其色必黑，三症组合，细密如斯，叹为观止。

阳明腑证，有在阳明胃与阳明大肠之别。阳明胃上口名贲门，正心下，按之痛，宜小陷胸汤。胃主受纳，虚痞无食有气，宜半夏泻心汤；实痞有食，宜保和丸。湿热温病多痞，宜生姜泻心汤去扶正之人参、干姜、大枣、甘草。胃中有水者，非气也，宜茯苓甘草汤。此皆气分，血分坚硬如石，可与大陷胸汤。在阳明大肠，气闭宜厚朴三物汤，食宜枳实导滞丸，屎宜三承气汤，水宜己椒苈黄丸。此皆气分，血分宜抵当汤。一言以蔽之，阳明腑病，有在气、在血之分。阳明之为病，胃家实是也。胃家，胃与大肠也。若虚，多夹脾虚；间有肾虚，如济川煎，以肾司二关也。实者，亦有木乘土，胃不受纳者如苏叶黄连汤；大肠腑气不通者宜四逆散。

十八、阳明发黄

300.伤寒，瘀热在里，身必发黄，麻黄连翘赤小豆汤主之。

原文：伤寒瘀热在里，身必黄，麻黄连轺赤小豆汤主之。

注：此黄疸初起。瘀热在里，加赤芍更佳。伤寒，此为肝炎初起（西医所谓前驱期，类似流感，又名流感样综合征），为太阳类证，非真太阳病也。

麻黄连轺赤小豆汤

麻黄二两（去节）　连轺二两（连翘根是）　杏仁四十个（去皮尖）　赤小豆一升　大枣十二枚（擘）　生梓白皮一升（切）　生姜二两（切）　甘草二两（炙）

上八味，以潦水一斗，先煮麻黄再沸，去上沫，内诸药，煮取三升，去滓，分温三服，半日服尽。

评：瘀热在里，身必发黄，此黄疸核心病机。后世甘露消毒丹用连翘清少阳，法从此出。

301.伤寒，七八日，身黄如橘子色，小便不利，腹微满者，茵陈蒿汤主之。

原文：伤寒七八日，身黄如橘子色，小便不利，腹微满者，茵陈蒿汤主之。

注：急性病毒性肝炎，数日开始发黄，通常七八日到高峰。身黄如橘子色，阳黄也。小便不利者有湿热，小便黄赤，腹微满者，大便不利。与茵陈蒿汤，黄从大便去。

茵陈蒿汤

茵陈蒿六两　栀子十四枚（擘）　大黄二两（去皮）

上三味，以水一斗二升，先煮茵陈减六升，内二味，煮取三升，去滓，分三服。小便当利，尿如皂荚汁状，色正赤，一宿腹减，黄从小便去也。

校："小便当利，尿如皂荚汁状，色正赤，一宿腹减，黄从小便去也"，当为"小便不利，尿如皂荚汁状，色正赤。一宿腹减，黄从大便去也"。参后为茵陈五苓散讲解。

302.伤寒，身黄、发热，栀子柏皮汤主之。

原文：伤寒身黄发热，栀子蘖皮汤主之。

注：初起麻黄连翘赤小豆汤发表，续以茵陈蒿汤通腑，再以栀子柏皮汤清肝。二味又退热。

栀子柏皮汤

肥栀子十五个（擘）　　甘草一两（炙）　　黄柏二两

上三味，以水四升，煮取一升半，去滓，分温再服。

303.伤寒，发汗已，身目为黄，所以然者，以寒湿在里不解故也。以为不可下也，于寒湿中求之。

原文：伤寒发汗已，身目为黄，所以然者，以寒湿（一作温）在里不解故也。以为不可下也，于寒湿中求之。

注：此《金匮要略》茵陈五苓散证，黄从小便去。伤寒，发汗已，身目为黄，初起为无黄疸性肝炎，误诊伤寒也。

评：肝炎初起，中医多误诊为太阳伤寒，发汗后，黄疸出。有迅速进展，数日而亡者，有因无黄疸而慢性化，然医者不知者。余所见庸医杀人无数而不自知。故肝炎初起，仲景统之曰伤寒，虽有太阳类证，似仍不妥。

304.阳明病，无汗、小便不利、心中懊憹者，身必发黄。

原文：阳明病，无汗，小便不利，心中懊憹者，身必发黄。

校：无汗、小便不利、心中懊憹对举，当为顿号。

注：阳明病，发热无汗而小便不利，此湿热在里故也。心中懊憹者，肝病烦躁也。发热、无汗、小便不利（尿黄而少）、心中懊憹者，需防黄疸。

305.阳明病，发热汗出者，此为热越，不能发黄也。

原文：阳明病，发热汗出者，此为热越，不能发黄也。但头汗出，身无汗，剂颈而还，小便不利，渴引水浆者，此为瘀热在里，身必发黄，茵陈蒿汤主之。

注：此汗出乃一身汗出，非但头汗出。热越而出，无湿热熏蒸于内，故不发黄。

306．但头汗出、身无汗、剂颈而还，小便不利，渴饮水浆者，此为瘀热在里，身必发黄，茵陈蒿汤主之。

原文：阳明病，发热汗出者，此为热越，不能发黄也。但头汗出，身无汗，剂颈而还，小便不利，渴引水浆者，此为瘀热在里，身必发黄，茵陈蒿汤主之。

注：但头汗出、身无汗、剂颈而还为湿热熏蒸在里，小便不利为湿，渴饮水浆为热。湿热证，有渴不欲饮，有渴饮水浆，前者多湿重，如《金匮要略》之茵陈五苓散，黄从小便去；后者多热重，如茵陈蒿汤，黄从大便去。

评：前云"瘀热在里，身必发黄"，何为瘀热在里？但头汗出、身无汗、剂颈而还，小便不利，渴饮水浆是也。"但头汗出、身无汗、剂颈而还，小便不利，渴饮水浆者，此为瘀热在里"，这句为判断，此为属于判断词。身必发黄，为推理，故用"必"字。然此处未用三段论，结合前述，推理过程如下：

大前提：瘀热在里，身必发黄。

小前提：但头汗出、身无汗、剂颈而还，小便不利，渴饮水浆者，此为瘀热在里。

结　论：此身必发黄。

307．阳明病，被火，额上微汗出而小便不利者，必发黄。

原文：阳明病，被火，额上微汗出，而小便不利者，必发黄。

注：少阳之上，火气治之。阳明高热，常伤肝，验之临床，严重感染常有肝损伤，何况阳明病被火攻？额上微汗出，与但头汗出相似，均湿热熏蒸，再加小便黄少，故必发黄。

第六章　辨太阴病脉证并治

一、病脉证治提纲

308．太阴之为病，腹满而吐，食不下，自利益甚，时腹自痛。若下之，必胸下结硬。

原文：太阴之为病，腹满而吐，食不下，自利益甚，时腹自痛。若下之，必胸下结鞭。

注：腹满而吐，食不下，消化不良；自利益甚，吸收不良；时腹自痛，此空腹痛、饥饿痛、夜间痛，多十二指肠球炎、十二指肠球部溃疡。若下之，必胸下结硬，痞也。

阳明病篇有"腹满不减，减不足言"可参，《金匮要略》云："腹满时减，复如故，此为寒，当与温药。"宜厚朴生姜半夏甘草人参汤。阳明腑实腹满与太阴脾虚腹满鉴别如斯。

评：太阳病篇桂枝汤后云"禁生冷、黏滑、肉面、五辛、酒酪、臭恶等物"，太阴病饮食禁忌大抵如此。

又：《金匮要略》云："营卫不利，则腹满肠鸣相逐。"桂枝汤和营卫而健脾胃，其由大抵如斯。

309．伤寒，脉浮而缓，手足自温者，是为系在太阴。

原文：伤寒脉浮而缓，手足自温者，是为系在太阴。太阴者，身当发黄，若小便自利者，不能发黄。至七八日大便鞭者，为阳明病也。

原文：伤寒脉浮而缓，手足自温者，系在太阴；太阴当发身黄，若小便自利者，不能发黄；至七八日，虽暴烦下利日十余行，必自止，以脾家实，腐秽当去故也。

校：伤寒后逗号。

注：太阴脉浮、缓、大（大而无力）、弱。伤寒脉当浮紧，今脉浮而缓，手足自温，是为系在太阴，当桂枝二麻黄一汤。

评：前云"少阴病，四逆"。太阴当手足自温。亦有异常者。其一，太阴病冬天遇冷，手足不温。回到室内，暖和之后，手足自温，少阴则暖和之地，亦手足不温。其二，太阴气血两虚者，血虚而贫血，血液运氧减少，产热不足，常手足不温。

310.　太阴者，身当发黄。若小便自利者，不能发黄。

原文：伤寒脉浮而缓，手足自温者，是为系在太阴。太阴者，身当发黄，若小便自利者，不能发黄。至七八日大便鞕者，为阳明病也。

原文：伤寒脉浮而缓，手足自温者，系在太阴；太阴当发身黄，若小便自利者，不能发黄；至七八日，虽暴烦下利日十余行，必自止，以脾家实，腐秽当去故也。

校：身当发黄后句号，不能发黄后句号。

注：太阴者，身当发黄，此茵陈五苓散，五苓散健脾也。黄家小便必黄短，若小便自利者，不能发黄。

二、太阴病欲解时

311.　阳微阴涩而长者，为欲愈。

注：阳微为寸微，土不生金。阴涩为右关涩而长，长则胃气复。不涩而长者为弦，木克土也。

评：右手阳微阴涩，此五行脉法。《金匮要略》论胸痹，云"阳微阴弦"，此左手，亦五行脉法。

312.　太阴病，欲解时，从亥至丑上。

注：入睡困难，宜健脾，治从太阴，如归脾丸；睡不熟，宜交通心肾，如交泰丸，治从少阴；早醒宜和肝，乌梅丸，治从厥阴。

评：太阴病，或夜间腹痛，或腹胀，或失眠，当于晚上9点后服药一次佳。

313.　伤寒三日，三阳为尽，三阴当受邪。其人反能食而不呕，此为三阴不受邪也。

原文：伤寒三日，三阳为尽，三阴当受邪，其人反能食而不呕，此为三阴不受邪也。

注：此排除法。感冒3日，当问食欲，以定是否三阴受邪。为何需3日？与初起相鉴别。初起即不能食而呕，此为有湿也，尤以湿热温病常见。

314．伤寒，其脉微涩者，本是霍乱。今是伤寒，却四五日，至阴经上，转入阴必利。十三日愈。所以然者，经尽故也。

原文：伤寒，其脉微涩者，本是霍乱，今是伤寒，却四五日，至阴经上，转入阴必利，本呕下利者，不可治也。欲似大便，而反失气，仍不利者，此属阳明也，便必鞕，十三日愈，所以然者，经尽故也。下利后当便鞕，鞕则能食者愈，今反不能食，到后经中，颇能食，复过一经能食，过之一日当愈，不愈者，不属阳明也。

校：本是霍乱后句号，转入阴必利后句号，十三日愈后句号。所以然者，经尽故也提前。

注：霍乱伴头痛、发热、恶寒，状如伤寒。其脉微涩者，吐利故也，伤阳气则脉微，亡血则涩（水分丢失，血容量不足，血细胞比积增加，血液运行阻力增加，故涩）。

今是伤寒，不是霍乱，四五日后伤寒传入三阴，或不能食而呕，或下利。

评：十三日愈者，六经传经，经尽故也（一行六日，再行十二日，故十三日愈），学者不可以教条也。

315．下利后，当便硬，硬则能食者愈。

原文：伤寒，其脉微涩者，本是霍乱，今是伤寒，却四五日，至阴经上，转入阴必利，本呕下利者，不可治也。欲似大便，而反失气，仍不利者，此属阳明也，便必鞕，十三日愈，所以然者，经尽故也。下利后当便鞕，鞕则能食者愈，今反不能食，到后经中，颇能食，复过一经能食，过之一日当愈，不愈者，不属阳明也。

校：硬则能食者愈后句号。

注：下利后，利止当便硬，复能食者，胃气来复，愈。利止、便硬、能食，下利愈之候。

316．下利后，利止当便硬能食。今反不能食，到后经中，颇能食，复过一经能食，过之一日当愈。不愈者，不属阳明也。

原文：伤寒，其脉微涩者，本是霍乱，今是伤寒，却四五日，至阴经上，转入阴必利，本呕下利者，不可治也。欲似大便，而反失气，仍不利者，此属阳明也，便必鞕，十三日愈，所以然者，经尽故也。下利后当便鞕，鞕则能食者愈，今反不能食，到后经中，颇能食，复过一经能食，过之一日当愈，不愈者，不属阳明也。

校：承上条意，加下利后，利止当便硬能食，以方便后学理解。

注：硬则能食者愈，今反不能食，故属阳明。此利属热利，热利止而大便秘。验之临床，如痔疮，常见大便黏滞，肛门灼痛，利止又秘。

到后经中，即传入太阴，颇能食。复过一经者，传入少阴，能食。再过一日，传入厥阴。无所复传，当愈。

不愈者，此不能食不属阳明，属太阴，可与桂枝加芍药汤，大便通后芍药减量，否则容易再次腹泻。为何便秘？下利后水分丢失，大便在乙状结肠水分过度吸收，加之气虚之人，胃肠蠕动功能减退，故秘。若饮邪未退，先干后溏者，可与五苓散。

评：到后经中，颇能食，复过一经能食，过之一日当愈。所谓六经传经，学者不可以教条也。

三、太阴中风

317．太阴中风，四肢烦痛。

原文：太阴中风，四肢烦疼，阳微阴涩而长者，为欲愈。

注：脾主肌肉，故四肢烦痛，可与桂枝汤。《金匮要略》云："劳之为病，其脉浮大，手足烦，春夏剧，秋冬瘥。"可参。

318. 太阴病，脉浮者，可发汗，宜桂枝汤。

注：参上条，此太阴在经治法。

四、太阴下利

319. 自利不渴者，属太阴。以其脏有寒故也，当温之。

原文：自利不渴者，属太阴，以其脏有寒故也，当温之，宜服四逆辈。

校：属太阴后句号，当温之后句号。

注：此即详解脉证提纲之自利益甚。四逆、理中有干姜，可抑制腺体分泌，口渴者不宜。理中丸后有云："服汤后如食顷，饮热粥一升许，微自温，勿发揭衣被。"以助药力，腹中温为度。

霍乱病篇有："霍乱，头痛发热，身疼痛，热多欲饮水者，五苓散主之；寒多不用水者，理中丸主之。"热多指发热多，寒多指恶寒多。

评：于后学而言，宜服四逆辈语意含糊。四逆汤为少阴方，非太阴也，似不宜。然云四逆辈，指温药，非独指四逆汤。太阴腹泻，自利不渴，当理中丸温之。然肾司二关，温太阴不效，当温少阴，可与四逆汤。

320. 下利清谷，不可攻表。汗出必胀满。

原文：下利清谷，不可攻表，汗出必胀满。

注：下利清谷者脾阳必虚，麻黄抑制胃肠蠕动，汗出必胀满。太阳病篇："发汗后，腹胀满者，厚朴生姜半夏甘草人参汤主之。"可参。厚朴生姜半夏甘草人参汤乃太阴腹满正方也。

清谷意有二，其一拉稀水，即《黄帝内经》"诸病水液，澄澈清冷，皆属于寒"也；其二下利完谷。

太阴主证，有太阴中风桂枝汤、太阴中寒理中汤、太阴腹满厚朴生姜半夏甘草人参汤、太阴腹痛小建中汤、太阴下利理中丸、太阴便秘桂枝加芍药汤、太阴寒格干姜黄芩黄连人参汤。

321. 至七八日，虽暴烦下利，日十余行，必自止。以脾家实，腐秽当去故也。

原文：太阴当发身黄，若小便自利者，不能发黄；至七八日，虽暴烦下利日十余行，必自止，以脾家实，腐秽当去故也。

校：必自止后句号。

注：柴苓汤用后常见此证，下利不乏力，反舒适，且自止。太阴病至七八日有便秘者，转阳明；有自利者，腐秽当去故也。

后有云："少阴病，脉紧，至七八日，自下利，脉暴微，手足反温，脉紧反去者，为欲解也。虽烦，下利必自愈。"此为少阴病自利而寒去也。

五、太阴腹痛

322. 虚劳，里急、悸、衄、腹中痛、梦失精、四肢酸疼、手足烦热、咽干口燥，小建中汤主之。

原文：虚劳里急，悸，衄，腹中痛，梦失精，四肢酸疼，手足烦热，咽干口燥，小建中汤主之。

校：方见太阳病篇。此条即脉证提纲之时腹自痛，虚者宜小建中汤，实者（实指大便）宜桂枝加芍药汤。因其为太阴腹痛正治，故从《金匮要略》补入《伤寒论》。

注：此属虚劳，《金匮要略》云："男子脉虚沉弦，无寒热，短气里急，小便不利，面色白，时目瞑，兼衄，少腹满，此为劳使之然。"又云："劳之为病，其脉浮大，手足烦，春夏剧，秋冬瘥，阴寒精自出，酸削不能行。"验之临床，十二指肠球炎、球部溃疡者多面白、皮细、疲乏、短气，《金匮要略》云："酸削不能行也。"球部溃疡，宜加黄芪托之。

建中汤和脾胃，养气血。考《金匮要略》黄芪建中汤及当归建中汤条，养气加黄芪，或再加人参。养血加当归，或再加川芎、生地、阿胶。

里急有三，其一少腹肌紧张，故以桂枝汤辈解肌（见太阳病篇）；

其二欲便则急上厕所，腹痛故也，仍宜桂枝汤解肌，痛加重芍药；其三腹中痛，即西医所谓饥饿痛、空腹痛、夜间痛也。悸者，不耐饥饿，饥则低血糖而心悸（余细心观察，十二指肠球炎与十二指肠溃疡病人常见）。

衄者，此证因太阴主黏膜，鼻腔黏膜萎缩、出血，常常表现为血痂，鼻涕微带血。既然鼻黏膜萎缩可治，则萎缩性胃炎亦效。

梦失精，此证有遗精者，临床更多见早泄，此即金匮所言阴寒精自出。此类病人，龟头温度确实降低（人有二头，一阴一阳。阴头者，龟头也）。

至于四肢酸疼、手足烦热，诚如金匮所言春夏剧而秋冬瘥。

咽干口燥，常见。太阴病，不渴者，理中辈，以干姜温之。渴者，桂枝汤、五苓散辈，以芍药、白术和之、养之。

评：此条所云衄即太阴肺病，鼻黏膜萎缩破损故也。《金匮要略》黄芪建中汤条下有："及疗肺虚损不足，补气加半夏三两。"世人不解其意。此治西医所谓肺气肿，胸中废气胀满，而气（富含氧的空气）不得入。半夏肃降，使废气出而真气入，故曰补气。半夏降气，又如胃中胀气之痞证，如半夏泻心汤也。又如治疗慢性支气管炎常用之小青龙汤，温脾化饮，此非太阴证、太阴方乎？云伤寒有足无手者，其人有足无手乎？

胀气一证，常见者三：肺中胀气，方如黄芪建中汤加半夏。胃中胀气，不夹食者为虚，方如半夏泻心汤、厚朴生姜半夏甘草人参汤、金匮枳术汤。肠中胀气，方如厚朴三物汤，至于有硬便者实，三承气汤也。

梦失精，即《金匮要略》所谓："阴寒精自出。"失精者，多属肾虚，然亦有土不制水者。道家所谓围堰筑堤也，此所谓禁。本证失精，属交感虚性亢进，交感亢进则射精。故本方可镇静，亦可仿桂枝加龙骨牡蛎汤意，加龙骨、牡蛎。禁之术，小说《源梦记》有述也。

太阴病，既有便意增强之"里急"，也有便意减退之"不更衣十日，无所苦也"。前者不夹饮，如小建中汤有芍药、甘草缓急，后者如五苓散。

323. 呕家不可用建中汤，以甜故也。

原文：呕家不可用建中汤，以甜故也。

校：此条原在小建中汤方后，考建中汤有大、小建中，大建中汤见之《金匮要略》，亦有胶饴，呕家不宜，似不当于小建中汤服药法后，今单列。

注：太阳病篇云："太阳中风，阳浮而阴弱，阳浮者，热自发，阴弱者，汗自出，啬啬恶寒，淅淅恶风，翕翕发热，鼻鸣干呕者，桂枝汤主之。"故桂枝汤证有干呕，小建中汤多甘甜之胶饴，故本条主指胶饴。

评：余见素体脾虚之人，常有服汤圆后腹胀、反酸者。有桂枝汤后云："禁生冷、黏滑、肉面、五辛、酒酪、臭恶等物。"汤圆、胶饴均属黏滑之品，不消化也。所谓呕家，素体反酸、嗳气、恶心者也。

六、太阴便秘

324. 本太阳病，医反下之，因而腹满时痛者，属太阴也，桂枝加芍药汤主之。

原文：本太阳病，医反下之，因尔腹满时痛者，属太阴也，桂枝加芍药汤主之；大实痛者，桂枝加大黄汤主之。

注：本方一治太阴便秘，二治太阴腹痛。又脾虚之人，服大黄泄下，容易腹痛，其一，为去枳实加甘草，调胃承气汤；其二，可与本方。

桂枝加芍药汤

桂枝三两（去皮）　芍药六两　甘草二两（炙）　大枣十二枚（擘）　生姜三两（切）

上五味，以水七升，煮取三升，去滓，温分三服。本云，桂枝汤，今加芍药。

325. 大实痛者，桂枝加大黄汤主之。

注：因虚致实，可加大黄。太阴病病人，便意减退。一遇突发事

项，不能及时排便，便意随之消失。过日许，大便秘，转阳明，宜此方。太阴病病人免疫低下，易感染，出现阳明在经证，一二日大便即秘，当以调胃承气汤下之。

桂枝加大黄汤

桂枝三两（去皮）　大黄二两　芍药六两　生姜三两（切）　甘草二两（炙）　大枣十二枚（擘）

上六味，以水七升，煮取三升，去滓，温服一升，日三服。

评：太阴病，有便秘，有便溏，方如桂枝加芍药汤、五苓散或理中丸。有虚，有寒，方如四君子汤、理中丸。有腺体分泌旺盛（便溏、唾液、鼻水、痰液多），有腺体分泌不足（口咽干燥），方如理中丸、小建中汤。有交感神经虚性亢进，出现失眠、潮热、消瘦（高代谢）等，有交感神经活性低下，出现偏胖、乏力、困顿，方如小建中汤与四君子汤。补脾四君子汤不效者，多交感神经亢进之人，当与小建中汤。又有交感神经抑制与亢进交替者，多疲劳之后或午后发热，所谓气虚生大热（实多低热），当补中益气汤辈。交感神经实性亢进者，多阳明病，方如白虎汤、承气。然虚实可以兼夹，如白虎加人参汤，新加黄龙汤；又可以转化，如气虚之人，免疫低下，外感发热传阳明以白虎加人参汤，热退后健脾可也。桂枝加芍药汤者若数日不大便，即转桂枝加大黄汤，传阳明也。

326. 太阴为病，脉弱，其人续自便利。设当行大黄芍药者，宜减之。以其人胃气弱，易动故也。

原文：太阴为病，脉弱，其人续自便利，设当行大黄芍药者，宜减之，以其人胃气弱，易动故也（下利者先煎芍药三沸）。

校：续自便利后句号，宜减之后句号。

注：太阴为病，易便秘。然病愈后，续自便利。故设当行大黄芍药者，宜减之。以其人胃气弱，大黄芍药容易导致泄下不止。

评：太阴为病，脉弱。指出太阴脉的基本特征，为弱。弱不是微，无力而已。微则需要体会，至数方明。至于厥阴微细欲绝，若不集中精神，至数难明也。脉何故弱？胃气弱故也。故脉力根于阳气。阳者，少阴、厥阴。气者，太阴胃气也。

327. 太阴病，至七八日，大便硬者，为阳明也。

原文：伤寒脉浮而缓，手足自温者，是为系在太阴。太阴者，身当发黄，若小便自利者，不能发黄。至七八日大便鞭者，为阳明病也。

校：承前加太阴病三字。

注：至七八日，大便硬者，此表里传经，方桂枝加大黄汤。此太阴转阳明也。太阴主运化吸收，阳明主腐熟传导。太阴脾虚，胃肠蠕动功能减退，大便在肠道停留时间过久，形成硬便，转阳明。便秘之人，下之伤气，因大黄对胃肠蠕动先促进后抑制，尤其气虚之人，又转太阴。太阴气虚之人，免疫低下，容易感染，亦转阳明，是白虎加人参汤。阳明壮热，壮火食气，每多引起气虚乏力，此竹叶石膏汤辈。

太阴便秘，需区别太阴病与太阴转阳明。太阴病，复外感中风，肾上腺素分泌增加，导致便秘，不夹饮者，桂枝加厚朴杏子汤，夹饮者五苓散。太阴脾虚便秘，不夹饮者，桂枝加芍药汤，夹饮者，五苓散。太阴转阳明者，桂枝加大黄汤。又小青龙汤腹胀者服后，若面热如醉，此为胃热上冲熏其面，苓甘五味加姜辛半夏杏仁汤加大黄以利之。再如"伤寒脉浮，自汗、小便数、心烦、微恶寒、脚挛急，反与桂枝汤以攻其表，此误也。得之便厥、咽中干。烦躁吐逆者，作甘草干姜汤与之，以复其阳；若厥愈足温者，更作芍药甘草与之，其脚即伸；若胃气不和谵语者，少与调胃承气汤"，此皆太阴转阳明也。又肝郁脾虚亦可见太阴便秘，夹饮者后世之柴苓汤，不夹饮者，可以柴胡桂枝干姜汤，重用天花粉，牡蛎生用。

评：《素问·太阴阳明论》曰："太阴阳明为表里，脾胃脉也，生病而异者何也？岐伯对曰：阴阳异位，更虚更实，更逆更从。"太阴阳明，阴阳易位（食管属太阴，故小青龙汤治疗食管癌；胃属阳明；小肠属脾，故理中丸治疗小肠消化吸收不良；大肠属阳明。太阴-阳明-太阴-阳明，故曰阴阳异位）。虚则太阴，阴道虚是也；实则阳明，阳道实是也。胃虚而肠实，肠实而胃虚，虚实相更则食物下行，为病则太阴阳明表里虚实相传。自人直立行走以后，从升结肠，食物均下行为从，上返为逆。不从则逆，逆则不从。

七、太阴寒格

328．伤寒本自寒格，医复吐下之，寒格更逆吐下，若食入口即吐，干姜黄芩黄连人参汤主之。

原文：伤寒本自寒下，医复吐下之，寒格更逆吐下，若食入口即吐，干姜黄芩黄连人参汤主之。

校：寒下改寒格。前云寒格，后云医复吐下之，故云寒格更逆吐下。

注：此即脉证提纲之"吐，食不下"。格，格拒也，意为食不下。太阴虚寒而呕吐、食不下，故云寒格。

干姜黄芩黄连人参汤

干姜　黄芩　黄连　人参各三两

上四味，以水六升，煮取二升，去滓，分温再服。

评：半夏泻心汤治疗痞、呕、利，即本方加半夏、甘草、大枣。若食入口即吐，此属关格，非半夏和胃、枣草甘缓所治，方宜极简。后世有薛生白苏叶黄连汤，寒温并用，甚效。亦可先用姜汁搽牙关。化疗后脾虚严重呕吐者、不能受药者常用。

329．伤寒，胸中有热，胃中有邪气，腹中痛、欲呕吐者，黄连汤主之。

原文：伤寒胸中有热，胃中有邪气，腹中痛，欲呕吐者，黄连汤主之。

注：此方治伤寒用桂枝，胸中有热，用黄连，胃中有邪之气，用半夏干姜人参丸。去滓，温服，不刺激胃故也。昼三夜二，可治失眠。夜间胃肠蠕动减退，易腹胀。本方又治脾胃虚寒腹胀而心火不降之失眠，桂枝可用肉桂，即交泰丸合半夏干姜人参丸也。心肾何以不交？脾胃居

中，中焦不通，心火不得下行而上热下寒。又治下寒而中焦不通，一用附子，即口舌生疮者，当打通中焦。

黄连汤

黄连三两　甘草三两（炙）　干姜三两　桂枝三两（去皮）　人参二两　半夏半升（洗）　大枣十二枚（擘）

上七味，以水一斗，煮取六升，去滓，温服，昼三夜二。疑非仲景方。

校：疑非仲景方此句去之，真仲景方也。

评：扶阳之要，凡夫不识，妄用杀人。疑非仲景方者，不解仲景意也。《伤寒论》《金匮要略》，凡读不懂处，皆云疑非仲景方，实未望仲景之门墙也。

第七章　辨少阴病脉证并治

一、病脉证治提纲

330. 少阴之为病，脉微细，但欲寐也。

注：微为阳微（阳虚），细为阴细（阴虚）。阳虚有寒，尤其疼痛者，亦可细。后云："少阴病，脉微细沉，但欲卧。"故沉亦为少阴脉，然沉实者阳明腑实，沉细微者方在少阴。后又云："伤寒，脉迟，六七日，而反与黄芩汤彻其热。脉迟为寒，今与黄芩汤复除其热，腹中应冷，当不能食。今反能食，此名除中，必死。"少阴脉亦迟，微、沉、迟三者皆少阴阳虚脉也。三者常并见，以少阴阳虚，西医所谓肾上腺素水平低下，肾上腺素水平低者，心脏收缩减退，脉微；心率降低，脉迟；体表动脉位置下沉，脉沉。微细欲绝者，非少阴，厥阴也。所谓欲绝，至数不清。

但欲寐，既指阳虚困顿、嗜睡（肾上腺素水平低，中枢抑制性神经递质水平高），又指阴虚失眠，想睡不得睡。然阳虚亦有失眠。

评：《黄帝内经》云："根于中者，命曰神机，神去则机息。根于外者，命曰气立，气止则化绝。"根于中者，少阴也，故神机者，太阳少阴所主，出表入里，任受万物。但欲寐者，神不足也。根于外者，阳明也，故气立者，阳明太阴所主。

出入废则神机化灭，升降息则气立孤危。故非出入，则无以生、长、壮、老、已，以肾主生长、发育、生殖也；非升降，则无以生、长、化、收、藏，以脾主运化也。

夫肾者神之室，神若无室，神乃不安。室若无神，人岂能健？室既固矣，神乃安居。神光圆满，形乃得守。天之明，以日、月为候。人之明，以目为候，以心为主。欲知神光，先查二目，再探卫气。卫气留于阴，神光即不满。微为阳微，细为阴细。阳张之以外，阴束之以内。阳生阴长，内外和之，神光乃圆。瞳子黑眼法于阴，白眼赤脉法于阳也，故阴阳合抟而精明也。养神光者，宜自观照，外从附子、生地中寻之。精化气，气养神，人参、黄芪亦可法。

经云："五脏六腑之精气，皆上注于目，而为之精（睛）"，又云："目者，五脏六腑之精也，营卫魂魄之所常营也，神气之所生也。故神劳则魂魄散，志意乱。是故瞳子黑眼法于阴，白眼赤脉法于阳也，故阴阳合传（抟）而精明也。目者，心之使也。心者，神之舍也。故神精乱而不转（抟）。"故阴虚、阳虚者，目皆不明也。老人少寐，阴不恋阳也，目不明也。

331．少阴脉细，男子小便不利，妇人经水不通。（《金匮要略》）

原文：少阳脉卑，少阴脉细，男子则小便不利，妇人则经水不通，经为血，血不利则为水，名曰血分。

注：此条可补少阴脉证提纲之细脉。细为阴细，精血不足，故男子小便不利，妇人经水不通。男子细则尿路细，女子细则地道细故也。

332．少阴病，欲吐不吐，心烦，但欲寐。

原文：少阴病，欲吐不吐，心烦，但欲寐，五六日自利而渴者，属少阴也，虚故引水自救，若小便色白者，少阴病形悉具，小便白者，以下焦虚有寒，不能制水，故令色白也。

校：但欲寐后句号。

注：本条增心烦，少阴心也。至于欲吐不吐，后有云："少阴病，饮食入口则吐，心中温温欲吐，复不能吐。"可参。

333．自利而渴者，属少阴也，虚故引水自救。若小便色白者，少阴病形悉具。小便白者，以下焦虚有寒，不能制水，故令色白也。

原文：少阴病，欲吐不吐，心烦，但欲寐。五六日自利而渴者，属少阴也，虚故引水自救，若小便色白者，少阴病形悉具，小便白者，以下焦虚有寒，不能制水，故令色白也。

校：虚故引水自救后句号，少阴病形悉具后句号。

注：本条论少阴肾。若小便色白者，少阴病形悉具。小便黄而渴，为热。《素问·至真要大论》曰："诸病水液，澄澈清冷，皆属于寒。"小便白者，以下焦虚有寒，不能制水，故令色白也，体内肾上腺醛固酮激素水平低，故尿多（24小时尿多，昼尿多）。尿由胆红素显色，尿少则尿中胆红素浓度高，故黄。

下焦虚有寒，虚者熟地，如金水六君煎，治痰咸、口咸。因支气管有醛固酮受体，醛固酮水平低，支气管分泌物多，分泌物中盐多，故咸。口咸因口中有醛固酮受体，醛固酮水平低，唾液分泌多，唾液中盐多，故咸。

舌根醛固酮受体多，肾虚者舌根唾液分泌多，舌苔为舌上丝状乳头形成，唾液多则丝状乳头过长，故苔厚腻。扶阳以舌根苔厚腻为附子独证，甚有见识。然下焦虚有寒，可加附子，附子不见效可加熟地，见效尤捷。单用附子，此四逆汤法急温之；加熟地，即肾气丸缓则补之之法。非独有效，且附子不需大量。

舌根苔腻亦多见于湿热病，多黄腻，有区别。舌根苔白腻，亦有便秘，如肠癌，或肾癌等病，总属下焦。如肠癌，单用附子，肿瘤反而生长更快。此脉沉而实，与少阴沉微不同。然肿瘤日久，耗人正气，脉渐由实转微，虚中有实也。

评：理不通则寒热虚实不辨，扶阳杀人，扶阳活人。又不知寒中有虚，一味扶阳干烧，促人命期也。余读遍中医之书，本可以经解经。然为方便后学理解，时借用西学，简单直接。不知者以为余不懂中学，可笑可叹可悲也！

又此二条互参，有足无手乎？

334. 少阴病，脉微。不可发汗，亡阳故也。

原文：少阴病，脉微，不可发汗，亡阳故也；阳已虚，尺脉弱涩者，复不可下之。

校：脉微后句号。

注：少阴病，脉微。此少阴脉之总纲也。汗为心之液，阳加于阴谓之汗，故桂枝汤以桂枝配芍药。大汗伤阴耗阳，虚者当补，不可强责少阴汗。

335. 少阴病，脉细沉数。病为在里，不可发汗。阳已虚，尺脉弱涩者，复不可下之。

原文：少阴病，脉细沉数，病为在里，不可发汗。

原文：少阴病，脉微，不可发汗，亡阳故也；阳已虚，尺脉弱涩者，复不可下之。

注：少阴病，脉细沉数，此少阴阴虚也。结合上条，少阴脉沉、细、微、迟、数。发汗则亡阳。阳已虚，尺脉弱涩者，精血不足，不可以承气汤下之。若大便已多日不解，可以大黄附子汤急下之，通则补之，方济川煎。

评：《金匮要略》云："少阴脉紧而沉，紧则为痛，沉则为水，小便即难。"此尺脉沉而紧，必尿频、尿急、尿痛。又云："少阴脉滑而数者，阴中即生疮，阴中蚀疮烂者，狼牙汤洗之。"此尺脉数而滑，为宫颈癌，或男女尖锐湿疣等翻花溃烂。又云："少阴脉浮而弱，弱则血不足，浮则为风，风血相搏，即疼痛如掣。"此尺脉弱而浮者，必腰痛，故云："病人脉浮者在前，其病在表；浮者在后，其病在里，腰痛背强不能行，必短气而极也。"又云："男子脉浮弱而涩，为无子，精气清冷。"涩为精血不足，故精液清稀，精虫少，多畸形，运动无力。

336. 伤寒，六七日，无大热，其人躁烦者，此为阳去入阴故也。

注：此躁烦，或在少阴，或在厥阴。在少阴，如干姜附子汤，在厥阴者，难治，见后述。

评：少阳病篇四逆散条有"少阴病，四逆"，此为少阴重要之证候，今补于此。

二、少阴病欲解时

337. 少阴病，欲解时，从子至寅上。

注：太阳病篇有云："夜半阳气还，两足当热。"可参。

338. 少阴病，脉紧。至七八日，自下利。脉暴微、手足反温、脉紧反去者，为欲解也。虽烦、下利，必自愈。

原文：少阴病，脉紧，至七八日，自下利，脉暴微，手足反温，脉紧反去者，为欲解也，虽烦下利，必自愈。

校：脉紧后句号，自下利后句号。脉暴微、手足反温、脉紧反去对举，当为顿号。虽烦、下利对举，当为顿号。

注：脉紧为寒，寒邪不去，易自下利。前述"自利而渴者，属少阴也，虚故引水自救"。脉微为下利后寒邪外出，脉紧反去。手足反温，阳气回也。

三、少阴死证

339. 少阴病，恶寒，身蜷而利，手足逆冷者，不治。

原文：少阴病，恶寒身蜷而利，手足逆冷者，不治。

注：阳气不复。下利阳虚于里；恶寒、手足逆冷，阳虚于表；身蜷，抱阳以自救也。

340. 少阴病，恶寒而蜷，时自烦，欲去衣被者，可治。

注：时自烦，欲去衣被者，此阳气来复。

341. 少阴病，下利。若利自止，恶寒而蜷卧，手足温者可治。

原文：少阴病，下利，若利自止，恶寒而蜷卧，手足温者，可治。

校：下利后句号。

注：温阳即可。

342. 少阴病，六七日，息高者死。

注：此呼吸衰竭。

343. 少阴病，吐利。手足不逆冷，反发热者，不死。脉不至者，灸少阴七壮。

原文：少阴病，吐利，手足不逆冷，反发热者，不死。脉不至者（至一作足），灸少阴七壮。

校：吐利后句号。

注：少阴寒证吐利，反发热，阳气还也。脉不至者，休克也。

评：后云："伤寒，六七日，脉微，手足厥冷，烦躁。灸厥阴，厥不还者死。"烦躁者入厥阴，参厥阴病篇。少阴病灸少阴、厥阴病灸厥阴，如此六经与经无关者，若非痴人说梦，何为？此皆不读书之误也。非生而知之者，不读书而著书，读者万千，云云称是，悲夫！

344. 少阴病，下利止而头眩，时时自冒者，死。

原文：少阴病，下利止而头眩，时时自冒者死。

注：此脱证，易晕厥，随后休克。下利水分丢失，血压低，甚者休克、死亡。

四、太少两感

345. 少阴病，始得之，反发热，脉沉者，麻黄细辛附子汤主之。

注：太阳脉浮者，少阴阳气出表也。外感后脉当浮，今不浮反沉，少阴阳虚也。太阳受寒则恶寒，阳气出表则发热。少阴阳虚外感，恶寒重而少发热。今发热，故曰反发热。此条可知细辛为少阴之解热镇痛专药（解热药多有镇痛作用）。《金匮要略》云："胁下偏痛，发热，其脉紧弦，此寒也，以温药下之，宜大黄附子汤。"在表用麻黄，在里用大黄，温阳用附子，解热用细辛。

麻黄细辛附子汤

麻黄二两（去节）　细辛二两　附子一枚（炮，去皮，破八片）

上三味，以水一斗，先煮麻黄，减二升，去上沫，内诸药，煮取三升，去滓，温服一升，日三服。

评：《金匮要略》防己黄芪汤条后云："下有陈寒者，加细辛三分。"可见细辛乃除少阴沉寒之专药。《黄帝内经》有云："冬伤于寒，春必病温。"故余每在此方加入黄芩、郁金，名一加减麻黄细辛附子汤。

细辛含马兜铃酸，伤肾，肾病不宜。《金匮要略》治水肿，用麻黄附子汤，无细辛。历节，今人所谓类风湿病，久则肾损伤，《金匮要略》桂枝芍药知母汤从麻黄附子甘草汤加味，无细辛。桂枝芍药知母汤余用于肾病水肿，奇效。陈修园加入细辛，名消水圣愈汤，误也。细辛镇痛作用甚强，但不可大剂量久用。盖其毒性与剂量相关，急性毒性无非久煎，慢性毒性多年后出现肾病，中医所不知也。

太少两感宜化热，或加石膏，如越婢加术汤，先有寒加附子。或加知母，如桂枝芍药知母汤。或加黄芩，如三黄汤，先有寒加附子。

《金匮要略》桂枝去芍药加麻黄细辛附子汤为去柔用刚之法，甚者再入乌头、干姜。然刚不可久，此本取效一时之法，余常见用此方数年，病不愈而反变证丛生者，可叹！须知急温之，缓则补之也。刚不可久，柔不可守。偏执一端，鲜有不误者也。

此条当与厥阴病篇"伤寒，脉迟六七日，而反与黄芩汤彻其热。脉迟为寒，今与黄芩汤复除其热，腹中应冷，当不能食。今反能食，此名除中，必死"互参。

346．少阴病，始得之，脉沉者，麻黄附子甘草汤微发汗。以二三日无证，故微发汗也。

原文：少阴病，得之二三日，麻黄附子甘草汤微发汗。以二三日无证，故微发汗也。

注：少阴不可大汗，因大汗伤阳，故微发汗。小柴胡汤条有云正邪相争乃有证，不争则无证（此所谓休，有证则作）。《黄帝内经》云：冬伤于寒，此之谓也。

此本麻黄汤去桂枝加附子，无证去杏仁，有证可复加之。在表者用桂枝，如树之枝；在里者用附子，如树之根。《难经》云："人之有尺，譬如树之有根。枝叶虽枯槁，根本将自生。"

麻黄附子甘草汤

麻黄二两（去节） 甘草二两（炙） 附子一枚（炮，去皮，破八片）

上三味，以水七升，先煮麻黄一两沸，去上沫，内诸药，煮取三升，去滓，温服一升，日三服。

评：《金匮要略》云："水之为病，其脉沉小，属少阴。水，发其汗即已。脉沉者，宜麻黄附子汤。"麻黄附子汤与麻黄附子甘草汤方同，麻黄三两，不去节。节者，生长时间长，所含有效成分高（麻黄碱类），发表行水作用强。甘草生用，不易生湿。

《金匮要略》越婢加术汤，先有寒加附子，以及桂枝芍药知母汤，皆麻黄附子甘草汤加味。

347．水之为病，其脉沉小，属少阴，发其汗即已，宜麻黄附子汤。（《金匮要略》）

麻黄附子汤

麻黄三两 甘草二两 附子一枚（炮）

上三味，以水七升，先煮麻黄，去上沫，内诸药，煮取二升半，温服八分，日三服。

注：麻黄附子汤与麻黄附子甘草汤方同，麻黄三两，不去节。节者，生长时间长，所含有效成分高（麻黄碱类），发表行水作用强。甘草生用，不易生湿。

《金匮要略》越婢加术汤，先有寒加附子，以及桂枝芍药知母汤，皆麻黄附子甘草汤加味。

348．伤寒，八九日，风湿相搏，身体痛烦、不能自转侧，不呕、不渴，脉浮虚而涩者，桂枝附子汤主之。若其人大便硬、小便自利者，去桂枝加白术汤主之。

原文：伤寒八九日，风湿相搏，身体疼烦，不能自转侧，不呕，不渴，脉浮虚而涩者，桂枝附子汤主之。若其人大便鞕（一云脐下心下鞕），小便自利者，去桂枝加白术汤主之。

注：此太少两感夹湿者。风湿相搏，身体痛烦，重用桂枝。一方加白术，方后注云"此本一方二法，以大便硬，小便自利，去桂也；以大便不硬，小便不利，当加桂"，大便不利用白术，小便不利用桂枝。后世大剂量白术通便，即此。余治肾病，每于越婢加术汤再加附子方中加入桂枝，发表行水，甚为霸道。

《金匮要略》云："风湿相搏，骨节痛烦，掣痛不得屈伸，近之则痛剧，汗出短气，小便不利，恶风不欲去衣，或身微肿者，甘草附子汤主之。"此方比桂枝附子汤重用桂枝、附子，追风除湿也。

桂枝附子汤

桂枝四两（去皮）　附子三枚（炮，去皮，破）　生姜三两（切）　大枣十二枚（擘）　甘草二两（炙）

上五味，以水六升，煮取二升，去滓，分温三服。

去桂枝加白术汤

附子三枚（炮，去皮，破）　白术四两　生姜三两（切）　甘草二两（炙）　大枣十二枚（擘）

上五味，以水六升，煮取二升，去滓，分温三服。初一服，其人身如痹，半日许复服之，三服都尽，其人如冒状，勿怪，此以附子、术，并走皮内，逐水气未得除，故使之耳。法当加桂四两，此本一方二法，以大便硬，小便自利，去桂也；以大便不鞕，小便不利，当加桂。附子三枚恐多也，虚弱家及产妇，宜减服之。

注：初服症状加重者，即方后云初一服，其人身如痹，半日许复服之。服后其人如冒状，勿怪。以附、术，并走皮内，逐水气，未得除而使之耳。术、附并走皮内逐水气，为风湿家要眼。

又世人皆以为附子温补，不知仲景有云"附子三枚恐多也，虚弱家及产妇，宜减服之"。此证余改用阳和汤。

评：此方与《金匮要略》之术附汤组成相同而术附汤剂量甚小。《金匮要略》云："治风虚头重眩，苦极，不知食味，暖肌补中，益精气。"本条"脉浮虚而涩者"，亦精气不足。然风湿相搏，身体痛烦，不能自转侧，当走而不守，逐水气。术附汤则法温补，守而不走。盖附子量大则走，宜在温散，扶阳是也；量小则守，意在温补。余用附子温补，3克、6克而已，少有9克，用附子温散，30克起，又常生用，或加乌头。

349．病如狂状，妄行，独语不休，无寒热，其脉浮，防己地黄汤治之。（《金匮要略》）

原文：防己地黄汤：治病如狂状，妄行，独语不休，无寒热，其脉浮。

校：本金匮方，今补入伤寒。

注：此少阴中风方。

防己地黄汤

防己一分　桂枝三分　防风三分　甘草二分

上四味，以酒一杯，渍之一宿，绞取汁。生地黄二斤，咬咀，蒸之如斗米饭久，以铜器盛其汁，更绞地黄汁，和分再服。

350．少阴中风，脉阳微阴浮者，为欲愈。

注：少阴之脉微。阳微为寸微，阴浮为尺浮。尺浮者，肾气出表，故欲愈。此马上风（此马非彼马），多同房后汗如雨下，汗出当风，血弱气尽，腠理开，邪气因入。

太少两感，即少阴经证也，有伤寒、中风之别。

评：《黄帝内经》云："精气溢泄，故有子。"马上最伤气精。射精之后，乏力气尽，脉由洪立芤，伤精血也。俗云一滴精，十滴血。既颠簸如是，胡乐生忘死？

五、少阴动血

351．少阴病，八九日，一身手足尽热者，以热在膀胱，必便血也。

注：黄连阿胶汤，千古治血第一方。此证多见于流行性出血热。病

人高热，伴肾损害与血尿。此条属发热期，所谓一身手足尽热者，离心脏越远的位置体温越低，故身体体温最高，手次之，足温度最低。出血热表现为脸、颈和上胸部发红，并伴手足温度显著增加，故云一身手足尽热。

评：余家传黄连阿胶汤治血证法，火降血下，活人无数。阳虚者不宜。然黄芩、阿胶、生地三味，寒温皆宜，可参金匮黄土汤。

352. 少阴病，但厥无汗，而强发之，必动其血。未知从何出，或从口鼻，或从目出，是名下厥上竭，为难治。

原文：少阴病，但厥无汗，而强发之，必动其血，未知从何道出，或从口鼻，或从目出者，是名下厥上竭，为难治。

注：流行性出血热初起有发热，头、腰、眼眶痛，眼结膜充血，发热少退则常转入休克（但厥无汗）。故此条为出血热休克期，断不可发汗。发汗则动血。或皮肤紫癜，或眼结膜下出血，或因消耗性低凝血而从口鼻出血。出血治法参薛生白《湿热病篇》："湿热证，上下失血或汗血，毒邪深入营分，走窜欲泄。宜大剂犀角、生地、赤芍、丹皮、连翘、紫草、茜根、银花等味"。

休克期又常伴少尿（少尿期常与休克期重叠），前云："若脉浮、发热、渴欲饮水、小便不利者，猪苓汤主之。"故猪苓汤休克期、少尿期皆可。

353. 少阴病，下利便脓血者，桃花汤主之。

注：少阴便脓血正治。

桃花汤

赤石脂一斤（一半全用，一半筛末）　　干姜一两　粳米一升

上三味，以水七升，煮米令熟，去滓，温服七合，内赤石脂末方寸匕，日三服。若一服愈，余勿服。

354. 少阴病，二三日至四五日，腹痛，小便不利，下利不止，便

脓血者，桃花汤主之。

注：较上条多小便不利。下利者，小便不利。

355．少阴病，下利便脓血者，可刺。

注：黄连阿胶汤有效。

六、少阴咽痛

356．少阴病，下利、咽痛、胸满、心烦者，猪肤汤主之。

原文：少阴病，下利咽痛，胸满心烦者，猪肤汤主之。

注：猪肤利咽，阿胶亦效。咽伤皮烂，此皆以皮治皮。

猪肤汤

猪肤一斤

上一味，以水一斗，煮取五升，去滓，加白蜜一升，白粉五合，熬香，和令相得，温分六服。

357．少阴病，二三日，咽痛者，可与甘草汤。不差者，与桔梗汤。

原文：少阴病，二三日，咽痛者，可与甘草汤，不差，与桔梗汤。

校：不差后加者，与咽痛者对举。

注：咽喉为机体重要防御器官，分布淋巴环，一有免疫应答，则痛或不适。甘草似西医之激素，可抑制免疫反应。不效加桔梗利咽。世人不知桔梗能强少阴心，故麻黄升麻汤用之，鸡鸣散（可治舒张期心衰）用之，天王补心丹亦用之。

甘草汤

甘草二两

上一味，以水三升，煮取一升半，去滓，温服七合，日二服。

桔梗汤

桔梗一两　甘草二两

上二味，以水三升，煮取一升，去滓，温分再服。

评：外感咽痛，多咽部链球菌感染，此为化脓性球菌。仲景枳实芍药散、排脓散皆用桔梗排脓，与此相通，盖桔梗擅治疗化脓菌感染也。若肺部感染，咳吐脓痰亦效，盖脓痰之中，有大量脓细胞。若痰液清稀如水，桔梗不宜也。

358. 少阴病，咽中伤，生疮，不能语言，声不出者，苦酒汤主之。

注：此局部用药法。

苦酒汤

半夏十四枚（洗，破如枣核）　鸡子一枚（去黄，内上苦酒，着鸡子壳中）

上二味，内半夏着苦酒中，以鸡子壳置刀环中，安火上，令三沸，去滓，少少含咽之，不差，更作三剂。

359. 少阴病，咽中痛，半夏散及汤主之。

注：半夏为利咽专药，《金匮要略》有麦门冬汤、半夏厚朴汤辈，随寒热而化裁。

半夏散及汤

半夏（洗）　桂枝（去皮）　甘草（炙）

上三味，等分。各别捣筛已，合治之，白饮和服方寸匕，日三服。若不能散服者，以水一升，煎七沸，内散两方寸匕，更煮三沸，下火令小冷，少少咽之。

评：《黄帝内经》云："一阴一阳结谓之喉痹。"一阴者，少阴也。然半夏、炙甘草、桔梗三方何以为少阴方？炙甘草如炙甘草汤；桔梗强心；半夏可治痰湿性快速性心律失常。又冠心病可见咽痛者，勿误诊也，其要在脉。《金匮要略》云："夫脉当取太过不及，阳微阴弦，即胸痹而痛，所以然者，责其极虚也。今阳虚知在上焦，所以胸痹、心痛者，以其阴弦故也。"左手寸微关弦，此咽痛，需小心冠心病心绞痛发作，可以本方治之。

半夏散及汤有半夏、桂枝、甘草三味，余加柴胡、黄芩清少阳，中气下陷者加升麻、黄芪，名升真汤，治中气下陷之咽部不适，咳软，奇效。

360．病人脉阴阳俱紧，反汗出者，亡阳也。此属少阴，法当咽痛而复吐利。

原文：病人脉阴阳俱紧，反汗出者，亡阳也，此属少阴，法当咽痛而复吐利。

校：亡阳也后句号。

注：脉紧为寒，阴阳俱紧则非太阳伤寒。此少阴寒化，不当有汗。反汗出者，亡阳也。咽痛为虚阳上浮，理同汗出，吐利为少阴阳虚。

七、少阴寒化

361．少阴病，脉沉者，急温之，宜四逆汤。

评：阳虚之证，急则温之，宜四逆汤，故扶阳出自伤寒。缓则补之，宜肾气丸，故温补出自金匮。扶阳速效而难收工，温补复形质却见效缓慢，百日为期，甚者十个周期。孰是孰非，争之何用？

桂枝温心，枝叶也，其华在表。附子温肾，根本也，其根在里。

病发于阳，腑实壮热者，急下之，宜大承气汤。病发于阴，脏虚大寒者，急温之，宜四逆汤。

362．脉浮而迟，表热里寒，下利清谷者，四逆汤主之。

注：此急当救里之法。里若洞泄，如锅无底，何以化水为气？

评：余著小说《源梦记》，内有禁啸法。白马学艺，以无底桶盛水，以无底锅烧饭。水者，肾也。火者，心也。无底之锅，水能灭火，何以成粥？禁则止，啸则化，凡夫百思不得其解也。

363．吐利汗出，发热恶寒，四肢拘急，手足厥冷者，四逆汤主之。

注：四肢拘急者，西医所谓电解质紊乱也。

364．既吐且利，小便复利，而大汗出，下利清谷。内寒外热，脉微欲绝者，四逆汤主之。

原文：既吐且利，小便复利，而大汗出，下利清谷，内寒外热，脉微欲绝者，四逆汤主之。

校：下利清谷后句号。

注：脉微欲绝者，属厥阴，何以四逆汤主之而非通脉四逆加猪胆汤？有表证，内寒外热（此热指表证发热，非八纲之热），故不可与猪胆汁之苦寒束表。厥阴病篇云："吐已下断，汗出而厥，四肢拘急不解，脉微欲绝者，通脉四逆加猪胆汤。"无表证也。

评：余用四逆汤，治呕吐、下利，常加砂仁（缩春砂去壳用仁，后下）醒脾补肾，纳气归元（如潜阳封髓丹），如此不致有后述厥阴病篇之种种虚阳外脱之虞。观古人医案，惊心动魄之处甚多，实未得良法也。

365. 呕而脉弱，小便复利，身有微热，见厥者难治，四逆汤主之。

注：身有微热，见厥者，内寒外热也，热为虚阳外越。本条脉弱，上条脉微欲绝，更甚。本条呕，上条既吐且利，下利清谷，更甚。本条身有微热，上条大汗出，更甚。

呕利当小便不利，水分丢失之故。又无阳则气化不利，气化不利则小便不利。今小便复利，虚阳也。何以知之？厥也，故云见厥者难治。病重而虚阳出，故曰难治。

366. 吐利止，而身痛不休者，当消息和解其外，宜桂枝汤小和之。

注：善后法，健脾胃，除外证。吐利伤脾气，脾主肌肉，身痛不休。里为阴，表为阳，前云阴阳自和者愈，今以桂枝汤辛甘化阳，酸甘化阴，小和之。

367. 恶寒，脉微而复利，利止亡血也，四逆加人参汤。

原文：恶寒脉微（一作缓）而复利，利止亡血也，四逆加人参汤主之。

注：下利亡血指水分丢失，血容量不够，容易休克，加人参可抗休克，再缓缓补液（古人无静脉输液，唯有口服补液）。人参强心，增强

心肌收缩力（脾主肌肉，故人参强心），附子又增强肾上腺素合成，肾上腺素作为激素，可强烈增强心肌收缩，参附合用，如虎添翼，即后世之参附汤。至于干姜促进肾上腺素释放，甘草可以增强肾上腺素的心血管活性，故此方乃抗休克及防止心脏停搏之急救方。

四逆加人参汤

甘草二两（炙）　附子一枚（生，去皮，破八片）　干姜一两半　人参一两

上四味，以水三升，煮取一升二合，去滓，分温再服。

评：此参附汤加干姜、甘草，温而兼补之法。若夹饮，四逆易真武。若去生姜加人参名附子汤，为参附汤加白术、芍药、茯苓利水，亦温而兼补之法。

休克者，血容量相对不足，可合麦门冬、五味子（即合生脉散），此负阴包阳也。

368. 本呕、下利者，不可治也。

原文：伤寒，其脉微涩者，本是霍乱，今是伤寒，却四五日，至阴经上，转入阴必利，本呕下利者，不可治也。欲似大便，而反失气，仍不利者，此属阳明也，便必鞕，十三日愈，所以然者，经尽故也。下利后，当便鞕，鞕则能食者愈，今反不能食，到后经中，颇能食，复过一经能食，过之一日当愈，不愈者，不属阳明也。

校：本呕、下利对举，当为顿号。

注：本呕，指持续呕吐，故云本。数日后又再出现下利，见于严重感染，胃肠功能衰竭，不治。

369. 呕家有痈脓者，不可治呕，脓尽自愈。

注：法当排脓，可用桔梗、甘草、芍药、枳实辈。感冒鼻塞流涕，本质是变态反应介质释放，鼻黏膜组织水肿故鼻塞，炎性渗出故多鼻水。枳实可抑制变态反应，故感冒常用之，如荆防败毒散，芍药亦抑制变态反应，故桂枝汤用之。二味皆可抗炎也，故排脓。

评：知西学者，如虎添翼也。

370. 少阴病，下利，白通汤主之。

白通汤

葱白四茎　干姜一两　附子一枚（生用，去皮，破八片）

上三味，以水三升，煮取一升，去滓，分温再服。

评：白通汤为少阴下利正治。

371. 大汗，若大下利而厥冷者，四逆汤主之。

原文：大汗，若大下利，而厥冷者，四逆汤主之。

注：此为寒厥。

372. 大汗出，热不去。内拘急，四肢痛，又下利厥逆而恶寒者，四逆汤主之。

原文：大汗出，热不去，内拘急，四肢疼，又下利厥逆而恶寒者，四逆汤主之。

校：热不去后句号。

注：真寒假热。大汗出，热不去，此属阳明。内拘急，外四肢痛，寒性收引故也。大汗出而热不去，反厥逆恶寒者，热为阳虚，下利可证。

373. 膈上有寒饮，干呕者，不可吐也。急温之，宜服四逆辈。

原文：少阴病，饮食入口则吐，心中温温欲吐，复不能吐。始得之，手足寒，脉弦迟者，此胸中实，不可下也，当吐之。若膈上有寒饮，干呕者，不可吐也，当温之，宜四逆汤。

校：不可吐也后句号。

注：此即前云"少阴病欲吐不吐"，恶心是也。宜服四逆辈，意为后文真武汤亦可。

评：急温之，道尽扶阳机密。扶阳可应急，效如桴鼓，扶阳难以收工，缓则补之也。

374. 少阴病，二三日不已，至四五日腹痛，小便不利，四肢沉重、疼痛，自下利者，此为有水气。其人或咳，或小便利，或下利，或呕者，真武汤主之。

原文：少阴病，二三日不已，至四五日，腹痛，小便不利，四肢沉重疼痛，自下利者，此为有水气。其人或欬，或小便利，或下利，或呕者，真武汤主之。

校：四肢沉重、疼痛对举，当为顿号。

注：小便不利，为有水气。下利为水饮所作。四肢疼痛，或寒或湿，因沉重，当有水湿。此方又治痰饮咳嗽，如小青龙汤发表后，表解恶寒，仍咳嗽者用之。又治阳虚饮邪上攻之呕吐，此证和胃疏肝均不见其效。下利在肠，呕在胃，皆因寒湿而病。

评：仲景用芍药，其用有7种：或解痉，或止痛，或敛阴，三者如前述。或通便（桂枝加芍药汤、桂枝加厚朴杏子汤、麻子仁丸），或泄肝（方如大柴胡汤），或利尿（方如真武汤）。又芍药抗过敏，或方如桂枝汤、黄芩汤皆可用之。

真武汤抗心脏衰竭，可加人参增强心肌收缩力，也可加葶苈子30克强心（即合葶苈大枣泻肺汤）。心脏衰竭常胃肠淤血（指西医的病理变化），又可加枳实增强心肌收缩（即合枳术丸）。

375. 少阴病，发热恶寒，身重而疼痛，其脉弦细芤迟。小便已，洒洒然毛耸，手足逆冷。小有劳，身即热。口开，前板齿燥。若发其汗，则其恶寒甚；加温针，则发热甚；数下之，则淋甚。瓜蒌瞿麦丸主之。（《金匮要略》）

原文：太阳中暍，发热恶寒，身重而疼痛，其脉弦细芤迟。小便已，洒洒然毛耸，手足逆冷。小有劳，身即热。口开，前板齿燥。若发其汗，则恶寒甚；加温针，则发热甚；数下之，则淋甚。

原文：小便不利者，有水气，其人若渴，瓜蒌瞿麦丸主之。

瓜蒌瞿麦丸

瓜蒌根二两　茯苓三两　薯蓣三两　附子一枚（炮）　瞿麦一两

上五味，末之，炼蜜丸梧子大，饮服三丸，日三服，不知，增至七八丸，以小便利，腹中温为知。

注：此即慢性肾盂肾炎急性发作，因发热恶寒，身重而疼痛，故为太阳类证。小有劳，身即热，故此证多因疲劳急性发作。口开，前板齿燥，此少阴精血不足之望诊也。其脉弦细芤迟，弦则当合柴胡剂，以三焦为液道，可增强疗效。细则小便不利。芤为精血不足，因促红细胞生成素在肾脏合成，肾性贫血，故脉芤。迟属寒化，故手足逆冷，为瓜蒌瞿麦丸证；数为热化，当与猪苓汤。因其发热而渴，故《金匮要略》云："太阳中暍。"

评：真武汤、附子汤、瓜蒌瞿麦丸三方皆为少阴寒化夹饮。瓜蒌瞿麦丸治小便不利与渴，复形质，故盆腔肿瘤多用之，慢性尿路感染、干燥综合征等亦用之。附子汤为真武汤去生姜加人参，调气化优于真武汤。

376. 少阴病，得之一二日，口中和，其背恶寒者，当灸之，附子汤主之。

注：背恶寒，气虚也，机理与白虎加人参汤、苓桂术甘汤同。真武汤去生姜加人参治之。背恶寒者，当灸至阳穴。

附子汤

附子二枚（炮，去皮，破八片）　茯苓三两　人参二两　白术四两　芍药三两

上五味，以水八升，煮取三升，去滓，温服一升，日三服。

377. 少阴病，身体痛、手足寒、骨节痛，脉沉者，附子汤主之。

原文：少阴病，身体痛，手足寒，骨节痛，脉沉者，附子汤主之。

校：身体痛、手足寒、骨节痛对举，当为顿号。

注：少阴身痛，为骨节痛，伴手足寒。太阴身痛，多肌肉痛，手足自温。

378. 少阴病，下利，脉微涩。呕而汗出，必数更衣。反少者，当温其上，灸之。

原文：少阴病，下利，脉微涩，呕而汗出，必数更衣，反少者，当温其上，灸之。

校：脉微涩后句号，必数更衣后句号。

注：微为阳微，涩为下利后水分丢失，血管内水分转移向组织。血管内水分减少，血细胞比积增加，导致血流阻力增加，故涩（往来艰涩，如轻刀刮竹）。少阴呕而汗出，必数更衣。何故？呕为上消化道胃病，利为下消化道肠病。少阴阳虚，多胃肠同病。反少更衣者，胃病而已。当温其胃上中脘穴，灸之。

379. 伤寒，服汤药下利不止，心下痞硬，服泻心汤已。复以他药下之，利不止。医以理中与之，利益甚。理中者理中焦，此利在下焦，赤石脂禹余粮汤主之。复利不止者，当利其小便。

原文：伤寒服汤药，下利不止，心下痞鞕。服泻心汤已，复以他药下之，利不止，医以理中与之，利益甚。理中者，理中焦，此利在下焦，赤石脂禹余粮汤主之。复不止者，当利其小便。

校：伤寒后逗号。服汤药后逗号去之。心下痞硬后逗号，服泻心汤已后句号，利不止后句号。

注：伤寒，服汤药下利不止，心下痞硬，服泻心汤已。又便秘，复以他药下之，利不止。医以理中与之，利益甚。理中者理中焦，此利在下焦，赤石脂禹余粮汤主之，二药温下焦而涩肠。复利不止者，为下焦有寒饮，当利其小便，宜真武汤。

赤石脂禹余粮汤

赤石脂一斤（碎）　太一禹余粮一斤（碎）

上二味，以水六升，煮取二升，去滓，分温三服。

380. 脉迟，食难用饱，饱则微烦、头眩。小便难，此欲作谷疸。虽下之，腹满如故。所以然者，脉迟故也。

原文：阳明病，脉迟，食难用饱，饱则微烦头眩，必小便难，此欲作谷瘅。虽下之，腹满如故，所以然者，脉迟故也。

校：头眩后句号，腹满如故后句号。小便难前去必字。瘅与疸通，为便今人理解，改疸。脉迟前去阳明病。因食难用饱，名阳明病。后学迷不能识，今去阳明病三字。

注：此茵陈术附汤证。小便难，黄而短，欲作谷疸。因其食难用饱，故名谷疸。胃络通心，故微烦，西医所谓胃分泌脑肠肽作用于脑，故头眩。虽下之，腹满如故，三阴虚寒也，故脉迟。此条与阳明病茵陈蒿汤鉴别。

八、少阴热化

381．少阴病，得之二三日以上，心中烦、不得卧，黄连阿胶汤主之。

原文：少阴病，得之二三日以上，心中烦，不得卧，黄连阿胶汤主之。

校：心中烦、不得卧对举，当为顿号。

注：此方治阴虚火旺失眠神效。治血证，千古第一方。治大细胞贫血，镜面舌，效如桴鼓。此证又多月经紊乱，并效。血虚月经量少、停经，亦效。

本方黄连为君，重用，舌尖必红。黄连重用法，可与半夏泻心汤黄连轻用法互参。

阿胶为臣。凡用阿胶，苔不得腻，否则碍胃生热。腻者，见下条。

黄连阿胶汤

黄连四两　黄芩二两　芍药二两　鸡子黄二枚　阿胶三两（一云三挺）

上五味，以水六升，先煮三物，取二升，去滓，内胶烊尽，小冷，内鸡子黄，搅令相得，温服七合，日三服。

评：鸡子黄，吴鞠通用生地黄，亦效。此证失眠乃水火不交，阴虚故也。若苔厚腻不用黄连阿胶汤，宜后世黄连温胆汤。又寒热错杂，因中焦不通而心火不降者，可与太阳病篇黄连汤。

382．少阴病，下利六七日，咳而呕、渴，心烦、不得眠者，猪苓汤主之。

原文：少阴病，下利六七日，欬而呕渴，心烦不得眠者，猪苓汤主之。

校：心烦、不得眠对举，当为顿号。呕、渴对举，当为顿号。

注：黄连阿胶汤与本方均治心烦、不得眠，有夹饮不夹饮的区别。本方有下利，饮也。慢性肾盂肾炎有热者，多伴贫血（促红细胞生成素在肾脏生成），奇效。又治肾癌、膀胱癌尿血。另有咳、呕、渴。方中有阿胶，化疗后血象低，胃肠道反应呕利，有热者，此方亦奇效。

评：猪苓汤证多阴虚，然夹饮舌面多津液，每致阴虚少苔之象不明显。少阴夹饮脉虽细（少阴之为病，脉微细），然此证有热，发作期脉相对洪大（阳明热病的脉洪大，即为炎症导致的高动力循环）。猪苓汤证又多血虚，血虚舌淡（小细胞低色素性贫血），有似五苓散之舌淡。虽贫血者脉芤，然夹饮血中水多，加之有热脉相对洪大，时有芤脉不明显者。余临床所见，猪苓汤与五苓散通常鉴别不难，二者一寒一热，一兼太阴气虚，一兼少阴血虚。然偶有鉴别困难者，五苓散不效，当知猪苓汤是也。

383．少阴病，咳而下利。谵语者，被火气劫故也。小便必难，以强责少阴汗也。

原文：少阴病，欬而下利谵语者，被火气劫故也，小便必难，以强责少阴汗也。

校：被火气劫故也后句号。

注：咳而下利，本上条猪苓汤证。今谵语者，被火气劫故也。小便必难，以强责少阴汗也。

评：谵语者，被火气劫故也。小便必难，强责少阴汗也。此二句为病机要眼。

第八章 辨厥阴病脉证并治

一、病脉证治提纲

384．厥阴之为病，消渴，气上冲心，心中痛热，饥而不欲食，食则吐蛔。下之利不止。

原文：厥阴之为病，消渴，气上撞心，心中疼热，饥而不欲食，食则吐蛕，下之利不止。

校：食则吐蛔后句号。

注：老人多消渴，属厥阴。也可见咽干、皮肤干燥瘙痒，年老腺体分泌减退，属厥阴。气上冲心为厥阴冲逆。心中痛热，可为不稳定型心绞痛夜间发作，又可为夜间反流，又可为温病极重者，无苔胸痛。饥而不欲食，多反酸，可以吴茱萸。下之利不止，平日多见便溏。

评：太阳之为病，脉浮。伤寒三日，阳明脉大。伤寒脉弦细，头痛发热者，属少阳。伤寒脉浮而缓，手足自温者，系在太阴。太阴为病，脉弱。劳之为病，其脉浮大。少阴之为病，脉微细，但欲寐也。厥阴之脉，当参当归四逆汤条及平脉法。后云："手足厥寒，脉细欲绝者，当归四逆汤主之。"平脉法云："东方肝脉，其形何似？师曰：肝者木也，名厥阴，其脉微弦濡弱而长，是肝脉也。"故厥阴之脉，或微细欲绝，或左关微弦（弦而无力。若在右关，木克土也）。

太阳脉浮，少阳脉弦，阳明脉大，桡动脉之长宽高也，此三维视角，凡夫焉明其理？此属血管。

至于血流，太阴弱，少阴微，厥阴欲绝，此三阴递进也。弱者，无力而至数清晰。微者，上手至数不明，稍加体会，则尚清晰。欲绝者，非细细体会，至数难明。所谓至数，至指脉搏冲击手指；数指脉搏次数（严格地说是脉率，包括次数与频率是否规律，如促、结、代脉）。

385．凡厥者，阴阳气不相顺接便为厥。厥者，手足逆冷是也。

原文：凡厥者，阴阳气不相顺接，便为厥。厥者，手足逆冷者是也。

注：此条为厥之病机与证候。

386．诸四逆厥者，不可下之。虚家亦然。

原文：诸四逆厥者，不可下之，虚家亦然。

注：忌下。

评：阳明病篇云："厥应下之而反发汗者，必口伤烂赤。"诸者，本指寒厥，不包括热厥，又似言之绝对。然本文言语法，今人不明，反致昏聩。

二、厥阴病欲解时

387．厥阴病，欲解时，从丑至卯上。

注：丑乃极阴之时，治从厥阴。寅卯交少阳，厥阴不效，治之少阳。

评：凡后半夜失眠、多梦、早醒者，神不足也，阴阳不得相抱；后半夜瘙痒、口渴者，精气竭也。此皆厥阴为病，衰老使然，内眦必红。

388．厥阴病，渴欲饮水者，少少与之愈。

注：眼毫不如耳毫，耳毫不如夜漕漕，盖唾液者上池之水，精气所生。故厥阴病，渴欲饮水者，津液不足故也，少少与之愈。

三、厥阴中风

389．厥阴中风，脉微浮为欲愈，不浮为未愈。

注：厥阴脉本微细欲绝，需中取细心体会。若浮取即得，出表也，为欲愈。其理似少阴外感脉反沉（麻黄附子甘草汤），浮者欲愈。

390．中风，手足拘急，百节疼痛，烦热心乱，恶寒，经日不欲饮食，三黄汤治之。（《金匮要略》）

原文：《千金》三黄汤：治中风，手足拘急，百节疼痛，烦热心乱，恶寒，经日不欲饮食。

校：厥阴中风方证未见，今据《金匮要略》补入。

注：手足拘急，或在少阳，或在厥阴。恶寒，阳虚也，知不在少阳。烦热心乱，厥阴也。百节疼痛，此中风表证。

方后有云气逆加人参三分，先有寒，加附子一枚，悸加牡蛎，渴加瓜蒌根，故方用麻黄、独活疏风，疏风何以用麻黄？厥阴寒极，两阴交尽，风必兼寒。人参、黄芪、附子、细辛治从太阴、少阴，更加黄芩清肝，牡蛎、瓜蒌根，其法同柴胡桂枝干姜汤，治肝之法也。

又云心热加大黄，腹满加枳实，此兼阳明法。千金乌梅丸证便秘去乌梅加大黄，即大温脾丸，可见厥阴亦有便秘也。再如大黄䗪虫丸、鳖甲煎丸均入厥阴，均有大黄，可参。少阳可有腹泻便秘，厥阴亦同。

厥阴中风，后世有玉真散（南星　防风　白芷　天麻　羌活　白附子各等分），可参。

三黄汤

麻黄五分　独活四分　细辛二分　黄芪二分　黄芩三分

上五味，以水六升，煮取二升，分温三服。一服小汗，二服大汗。

心热加大黄二分，腹满加枳实一枚，气逆加人参三分，悸加牡蛎三分，渴加瓜蒌根三分，先有寒加附子一枚。

评：先有寒加附子，此即麻黄细辛附子汤加黄芩、黄芪、独活也。余又以此方治阳虚之人，一身疼痛（今人所谓自身免疫病），重用黄芪，可补桂枝芍药知母汤，又一法。桂枝芍药知母汤主治阳虚，因肿，故用知母。三黄加附子汤亦治阳虚，因烦，故用黄芩。

四、经厥

391. 手足厥寒，脉细欲绝者，当归四逆汤主之。若其人内有久寒者，宜当归四逆加吴茱萸生姜汤。

原文：手足厥寒，脉细欲绝者，当归四逆汤主之。

原文：若其人内有久寒者，宜当归四逆加吴茱萸生姜汤。

注：脉细欲绝者，外周血管受寒收缩，故手足厥寒。此在经，若其人内有久寒者，并在脏，加吴茱萸、生姜。此西医的雷诺综合征，冻疮亦效，可加花椒。

当归四逆汤

当归三两　桂枝三两（去皮）　芍药三两　细辛三两　甘草二两（炙）　通草二两　大枣二十五枚（擘。一法，十二枚）

上七味，以水八升，煮取三升，去滓，温服一升，日三服。

当归四逆加吴茱萸生姜汤

当归三两　芍药三两　甘草二两（炙）　通草二两　桂枝三两（去皮）　细辛三两　生姜半斤（切）　吴茱萸二升　大枣二十五枚（擘）

上九味，以水六升，清酒六升和，煮取五升，去滓，温分五服（一方，水酒各四升）。

评：余评脉时，凡见手指青紫，寒气逼人者，先以此方去寒复阳。

392. 病者手足厥冷，言我不结胸，小腹满，按之痛者，此冷结在膀胱关元也。

注：补充上条内证，少腹满，按之痛者，病性为冷结，病位在膀胱关元也。

评：厥阴之厥，有在经厥、脏厥与蛔厥之别。

五、蛔厥

393. 伤寒脉微而厥，至七八日肤冷，其人躁无暂安时者，此为脏厥，非为蛔厥也。

原文：伤寒脉微而厥，至七八日肤冷，其人躁无暂安时者，此为藏厥，非蛔厥也。蛔厥者，其人当吐蛔。令病者静，而复时烦者，此为藏寒，蛔上入其膈，故烦，须臾复止，得食而呕，又烦者，蛔闻食臭出，其人常自吐蛔。蛔厥者，乌梅丸主之。又主久利。

注：厥分脏厥、蛔厥。脏厥其人躁无暂安时者，蛔厥烦须臾复止。

394. 蛔厥者，其人当吐蛔。今病者静，而复时烦，此为脏寒。蛔上入膈，故烦须臾复止。得食而呕又烦者，蛔闻食臭出，其人当自吐蛔。蛔厥者乌梅丸主之。又主久利。

原文：伤寒脉微而厥，至七八日肤冷，其人躁无暂安时者，此为藏厥，非蚘厥也。蚘厥者，其人当吐蚘。令病者静，而复时烦者，此为藏寒，蚘上入其膈，故烦，须臾复止，得食而呕，又烦者，蚘闻食臭出，其人常自吐蚘。蚘厥者，乌梅丸主之。又主久利。

注：主治见厥阴病脉证治提纲。乌梅、蜀椒入厥阴，附子、细辛入少阴，干姜、桂枝、人参、当归入太阴，此三阴递进也。

千金去乌梅加大黄治厥阴病不利反秘者。

太阴之寒，主以干姜；少阴之寒，主以附子（伏寒可细辛）；厥阴之寒，主以蜀椒（或吴茱萸）。

乌梅丸

乌梅三百枚　细辛六两　干姜十两　黄连十六两　当归四两　附子六两（炮，去皮）　蜀椒四两（出汗）　桂枝六两（去皮）　人参六两　黄柏六两

上十味，异捣筛，合治之，以苦酒渍乌梅一宿，去核，蒸之五斗米下，饭熟捣成泥，和药令相得，内臼中，与蜜杵二千下，丸如梧桐子大，先食饮服十丸，日三服，稍加至二十丸。禁生冷、滑物、臭食等。

六、脏厥

395. 发热而厥，七日下利者，为难治。
注：严重感染，伴肠道菌群紊乱，此多胃肠功能衰竭。

396. 伤寒，六七日，大下后，寸脉沉而迟，手足厥逆，咽喉不利，唾脓血。下部脉不至，泄利不止者，为难治。麻黄升麻汤主之。

原文：伤寒六七日，大下后，寸脉沉而迟，手足厥逆，下部脉不至，咽喉不利，唾脓血，泄利不止者，为难治，麻黄升麻汤主之。

校：下部脉不至后移。

注：咽喉不利，唾脓血，扁桃体化脓；泄利不止，肠道菌群紊乱。手足厥逆故寸脉沉而迟，泄利不止故下部脉不至。麻黄、桂枝：太阳；石膏、知母：阳明；黄芩、芍药：少阳，治咽痛；白术、干姜、茯苓、甘草：太阴，治泄利；天门冬、玉竹：少阴，玉竹入少阴治心衰。

又阴虚之人，慎用柴胡，温病所谓劫肝阴也，阴不虚者，不惧柴胡。又温热病，阴本不虚，大热每致伤阴。湿热病亦有湿开热化伤阴者。本证多见感染之危重症，阴虚甚多，故不用柴胡。

升麻、当归，合黄芩、芍药、甘草转出少阳，当归合芍药养肝之体。

寸脉沉而迟，故下为泄利，升麻托邪外出。

余又从此方化裁三阳同治方，用麻黄、桂枝、石膏、知母、柴胡、黄芩、半夏、芍药、甘草，通治伤寒，甚效，意同柴葛解肌汤，然仍需随体质、外邪化裁。

强心阳虚有附子，气虚有人参，阴虚有玉竹（麦门冬亦效），痰湿有桔梗。

麻黄升麻汤

麻黄二两半（去节）　升麻一两一分　当归一两一分　知母十八铢　黄芩十八铢　葳蕤十八铢（一作石菖蒲）　芍药六铢　天门冬六铢（去心）　桂枝六铢（去皮）　茯苓六铢　甘草六铢（炙）　石膏六铢（碎，绵裹）　白术六铢　干姜六铢

上十四味，以水一斗，先煮麻黄一两沸，去上沫，内诸药，煮取三升，去滓，分温三服。相去如炊三斗米顷令尽，汗出愈。

397. 汗出，咽中痛者，其名喉痹。发热无汗而利，必自止。若不止，必便脓血。便脓血者，其喉不痹。

原文：伤寒先厥后发热，下利必自止，而反汗出，咽中痛者，其喉为痹。发热无汗，而利必自止，若不止，必便脓血，便脓血者，其喉不痹。

校：此条前原有伤寒先厥后发热，下利必自止。

注：发热无汗而利，多轮状病毒类感染，属葛根汤证，成人多自止。若不止，此发热，多痢疾杆菌感染。发热亦多见伤寒继发咽部链球菌感染，导致扁桃体化脓，故或下利脓血，或喉痹。此条当与上条互参。

评：轮状病毒类感染，发热无汗而利，成人多自止，小孩需以葛根汤（或后世荆防败毒散）逆流挽舟，否则容易发生病毒性心肌炎。太阳病篇有详述，需互参。

398. 下利清谷，里寒外热，汗出而厥者，通脉四逆汤主之。

注：里寒外热者，真寒假热也。

通脉四逆汤

甘草二两（炙）　附子大者一枚（生用，去皮，破八片）　干姜三两（强人可四两）

上三味，以水三升，煮取一升二合，去滓，分温再服，其脉即出者愈。面色赤者，加葱九茎；腹中痛者，去葱，加芍药二两；呕者，加生姜二两；咽痛者，去芍药，加桔梗一两；利止脉不出者，去桔梗，加人参二两。病皆与方相应者，乃服之。

评：脏厥此初起，西医所谓休克前期，机体代偿反应，脉细数，有微汗，当立即抗休克，可与通脉四逆辈。否则数十分钟急转休克，难治也。此截断术，庸医不知。

399. 少阴病，下利清谷。里寒外热，手足厥冷、脉微欲绝，身反不恶寒、其人面赤色。或腹痛，或干呕，或咽痛，或利止脉不出者，通脉四逆汤主之。

原文：少阴病，下利清谷，里寒外热，手足厥逆，脉微欲绝，身反不恶寒，其人面色赤，或腹痛，或干呕，或咽痛，或利止脉不出者，通脉四逆汤主之。

注：下利清谷如水，此阳虚，不同于太阴之大便溏泄。里寒手足厥冷，脉微欲绝，传厥阴；外热，身反不恶寒，其人面赤色。腹痛干呕，

阳虚，咽痛虚阳上浮，利止脉不出，厥阴也。

通脉四逆汤重用生附子大者一枚（四逆　生附子一枚），干姜三两，剂量加倍，强人可四两。所谓附子无姜不热也。附子增加肾上腺素合成，干姜促进肾上腺素释放，增强附子疗效。此四逆汤重剂，三阴递进，在厥阴也。

400．吐已下断，汗出而厥，四肢拘急不解，脉微欲绝者，通脉四逆加猪胆汤主之。

注：吐下已止，汗出而厥者，欲休克也。四肢拘急不解，西医所谓电解质紊乱也。较通脉四逆汤吐下已停，多汗出，加猪胆汁。

通脉四逆加猪胆汤

甘草二两（炙）　干姜三两（强人可四两）　附子大者一枚（生，去皮，破八片）　猪胆汁半合

上四味，以水三升，煮取一升二合，去滓，内猪胆汁，分温再服，其脉即来。无猪胆，以羊胆代之。

401．下利，脉沉而迟，其人面少赤、身有微热、下利清谷者，必郁冒汗出而解。病人亦微厥，所以然者，其面戴阳，下虚故也。

原文：下利，脉沉而迟，其人面少赤，身有微热，下利清谷者，必郁冒汗出而解，病人必微厥。所以然者，其面戴阳，下虚故也。

校：人面少赤、身有微热、下利清谷对举，当为顿号。必郁冒汗出而解后句号。

注：真寒假热。较通脉四逆加猪胆汤多面少赤、身有微热。阳气欲脱，加童便引火归元。面赤、身热何以非阳明？面少赤、身有微热故也。

402．少阴病，下利，脉微者，与白通汤。利不止、厥逆、无脉、干呕、烦者，白通加猪胆汁汤主之。服汤，脉暴出者死，微续者生。

原文：少阴病，下利脉微者，与白通汤。利不止，厥逆无脉，干呕

烦者，白通加猪胆汁汤主之。服汤脉暴出者死，微续者生。

校：利不止、厥逆、无脉、干呕、烦对举，当为顿号。

注：脉微，补充少阴阳虚下利之脉。服白通汤后利不止、无脉属厥阴，当再服白通汤。然为防止阳气暴出、阴阳离绝，加童便引命火归元，猪胆汁引相火归位。阴阳离绝者死，故脉暴出者死；阴阳自和者生，故微续者生。

白通加猪胆汁汤

葱白四茎　干姜一两　附子一枚（生，去皮，破八片）　人尿五合　猪胆汁一合

上五味，以水三升，煮取一升，去滓，内胆汁、人尿，和令相得，分温再服。若无胆，亦可用。

七、烦躁

403. 少阴病，吐利、四逆。烦躁者，死。

原文：少阴病，吐利躁烦，四逆者死。

校：四逆提前，四逆后句号。吐利、四逆对举，当为顿号。

注：三阴病，烦躁为传厥阴。三阳病，烦躁为传阳明也。

评：仲景本无错，为便今人理解，调整语序如是。

404. 少阴病，吐利，手足厥冷。烦躁欲死者，吴茱萸汤主之。

原文：少阴病，吐利，手足逆冷，烦躁欲死者，吴茱萸汤主之。

校：手足厥冷后句号。

注：少阴病吐利的特征为伴手足厥冷。若伴烦躁欲死者入厥阴，吴茱萸汤主之。

吴茱萸汤

吴茱萸一升（汤洗七遍）　人参三两　大枣十二枚（擘）　生姜六两（切）

上四味，以水七升，煮取二升，去滓，温服七合，日三服。

评：一个断句不明，世人皆以为吴茱萸汤治少阴病，可叹。

405．少阴病，四逆，恶寒而身蜷。脉不至，不烦而躁者，死。

原文：少阴病，四逆恶寒而身蜷，脉不至，不烦而躁者。

注：脉不至，休克。

评：不烦而躁，蜀人所谓"板（土语，挣扎、躁动之意）死"也，临终挣扎之意。

406．少阴病，脉微细沉。但欲卧，汗出不烦，自欲吐。至五六日自利，复烦躁不得卧寐者，死。

原文：少阴病，脉微细沉，但欲卧，汗出不烦，自欲吐，至五六日自利，复烦躁不得卧寐者死。

校：脉微细沉后句号，自欲吐后句号。

注：此条描述少阴传厥阴之过程。

八、厥热胜复

407．伤寒，先厥，后发热而利者，必自止，见厥复利。

原文：伤寒先厥，后发热而利者，必自止，见厥复利。

注：此利因热（阳气）而发，阳气复，胃肠蠕动恢复，排除腐垢积滞，病退。

408．伤寒始发热六日，厥反九日而利。见厥复利。

原文：伤寒始发热六日，厥反九日而利。凡厥利者，当不能食，今反能食者，恐为除中。食以索饼，不发热者，知胃气尚在，必愈，恐暴热来出而复去也。后日脉之，其热续在者，期之旦日夜半愈。所以然者，本发热六日，厥反九日，复发热三日，并前六日，亦为九日，与厥相应，故期之旦日夜半愈。后三日脉之而脉数，其热不罢者，此为热气有余，必发痈脓也。

原文：伤寒先厥，后发热而利者，必自止，见厥复利。

注：此利因寒而发，胃肠吸收功能减退，或肠道菌群紊乱，病进。可与上条互参。

409．伤寒，病厥五日，热亦五日，设六日当复厥，不厥者自愈。厥终不过五日，以热五日，故知自愈。

原文：伤寒病，厥五日，热亦五日，设六日当复厥，不厥者自愈。厥终不过五日，以热五日，故知自愈。

校：伤寒后逗号，病后逗号去之。

注：此热复胜厥。

410．伤寒，厥四日，热反三日，复厥五日，其病为进；寒多热少，阳气退，故为进也。

原文：伤寒厥四日，热反三日，复厥五日，其病为进。寒多热少，阳气退，故为进也。

注：阳气进退，一言蔽之。

评：知其意即可，反此则刻舟求剑、缘木求鱼也。

九、厥阴死证

411．伤寒，六七日，脉微，手足厥冷，烦躁。灸厥阴，厥不还者死。

原文：伤寒六七日，脉微，手足厥冷，烦躁，灸厥阴，厥不还者，死。

注：脉微，手足厥冷在少阴。又烦躁，则深入厥阴。热不复、厥不还者死。

412．伤寒，发热、下利、厥逆，躁不得卧者，死。

原文：伤寒发热，下利厥逆，躁不得卧者，死。

注：烦躁在厥阴，躁不得卧，病甚也。

413．伤寒，发热、下利至甚，厥不止者，死。

原文：伤寒发热，下利至甚，厥不止者，死。

注：下利至甚者，暴泄如注，厥不止者，休克死亡。

414. 伤寒，六七日不利，便发热而利，其人下利不止者，死。有阴无阳故也。

原文：伤寒六七日不利，便发热而利，其人汗出不止者，死。有阴无阳故也。

注：参上条，下利为阴，下利不止者，有阴无阳。可参"伤寒始发热六日，厥反九日而利。见厥复利"。

415. 伤寒，五六日，不结胸，腹濡，脉虚复厥者，不可下，此为亡血，下之死。

原文：伤寒五六日，不结胸，腹濡，脉虚复厥者，不可下，此亡血，下之死。

注：可参"诸四逆厥者，不可下之。虚家亦然"。

416. 下利后脉绝，手足厥冷。晬时脉还、手足温者生；脉不还者死。

原文：下利后脉绝，手足厥冷，晬时脉还，手足温者生，脉不还者死。

校：手足厥冷后句号，晬时脉还后顿号。

注：脉绝为休克之脉，脉还者休克缓解。

417. 下利，手足厥冷，无脉者，灸之不温，若脉不还，反微喘者死。少阴负趺阳者，为顺也。

原文：下利，手足厥冷，无脉者，灸之不温，若脉不还，反微喘者，死。少阴负趺阳者，为顺也。

注：喘者上脱，西医所谓血氧饱和度降低，呼吸衰竭也。无脉者循环衰竭。趺阳脉候冲脉，少阴负趺阳者，冲和之气尚存，阴阳不至于离绝也。

418. 伤寒，下利日十余行，脉反实者死。

原文：伤寒下利，日十余行，脉反实者死。

校：伤寒后逗号，下利后逗号去之。

注：此回光返照之脉。

419. 凡厥利者，当不能食。今反能食者，恐为除中。食以索饼，不发热者，知胃气尚在，必愈，恐暴热来出而复去也。后日脉之，其热续在者，期之旦日夜半愈。所以然者，本发热六日，厥反九日，复发热三日，并前六日，亦为九日，与厥相应，故期之旦日夜半愈。后三日脉之而脉数，其热不罢者，此为热气有余，必发痈脓也。

原文：伤寒始发热六日，厥反九日而利。凡厥利者，当不能食，今反能食者，恐为除中。食以索饼，不发热者，知胃气尚在，必愈，恐暴热来出而复去也。后日脉之，其热续在者，期之旦日夜半愈。所以然者，本发热六日，厥反九日，复发热三日，并前六日，亦为九日，与厥相应，故期之旦日夜半愈。后三日脉之而脉数，其热不罢者，此为热气有余，必发痈脓也。

注：凡厥利者当不能食，今反能食者，恐为除中。食以索饼，发热者为暴热来，即为除中，回光返照也。西医所谓临终肾上腺髓质-交感神经系统最后一搏也。

420. 伤寒，脉迟六七日，而反与黄芩汤彻其热。脉迟为寒，今与黄芩汤复除其热，腹中应冷，当不能食。今反能食，此名除中，必死。

原文：伤寒脉迟六七日，而反与黄芩汤微其热。脉迟为寒，今与黄芩汤，复除其热，腹中应冷，当不能食，今反能食，此名除中，必死。

注：伤寒，脉迟，此太少两感证。反发热者，当与麻黄细辛附子汤。此热在少阴，反与黄芩汤彻其热，重伤阳气，腹中应冷，即神阙、关元寒冷。当不能食，急与附子理中丸。今反能食，此名除中，必死。《黄帝内经》云："冬伤于寒，春必病温。"麻黄细辛附子汤与黄芩汤寒温进退，大有法度。余创五加减麻黄附子细辛法，可参。

评：不做饿死鬼是也，可叹，可悲。

421．伤寒，热少厥微、指头寒、默默不欲饮食、烦躁、数日小便利、色白者，此热除也。欲得食，其病为愈。若厥而呕，胸胁烦满者，其后必便血。

原文：伤寒热少厥微，指（一作稍）头寒，嘿嘿不欲食，烦躁，数日小便利，色白者，此热除也，欲得食，其病为愈。若厥而呕，胸胁烦满者，其后必便血。

注：热除区别除中，死生一线也。

十、厥阴热化

422．热利，下重者，白头翁汤主之。

注：肝经有热之下利，必下重。

白头翁汤

白头翁二两　黄蘗三两　黄连三两　秦皮三两

上四味，以水七升，煮取二升，去滓，温服一升，不愈，更服一升。

423．下利，脉沉弦者，下重也。脉大者，为未止。脉微弱数者，为欲自止，虽发热，不死。

原文：下利，脉沉弦者，下重也；脉大者，为未止；脉微弱数者，为欲自止，虽发热，不死。

注：下利之脉。沉弦者下重。下利水分丢失，血管内水分往组织转移，脉微弱。脉大者，下利不止。脉微弱而数者，阳气来复，为欲自止，虽发热不死。

评：脉微弱数者，为欲自止，此言未必。临床上休克前期，脉搏会忽然变数，甚者低热，此休克代偿期，通常只有一刻许，不急救则迅速转危。余初业传染，见死生甚多；后入老年，夜夜送人；再业肿瘤，死者不计其数。诚经验之谈，学者谨记。又此西学记载甚详，可参。

424．下利，欲饮水者，以里有热也，白头翁汤主之。

原文：下利欲饮水者，以有热故也，白头翁汤主之。

注：欲饮水，又一征。

425．下利，寸脉反浮数，尺中自涩者，必清脓血。

注：尺中自涩，动下焦精血。寸脉反浮数，数则有热，浮则有外邪，多见痢疾杆菌感染，下利脓血。

426．下利，脉数而渴者，今自愈。设不差，必清脓血，以有热故也。

注：下利，渴为水分丢失，湿重者虽水分丢失，不欲饮。今渴则湿随利去。脉数为阳气来复，寒去。寒湿皆去，故自愈。设不差者，数则为热。若为痢疾杆菌感染者，必清脓血。

427．伤寒，发热四日，厥反三日，复发热四日，厥少热多，其病当愈。四日至七日，热不除者，其后必便脓血也。

原文：伤寒发热四日，厥反三日，复热四日，厥少热多者，其病当愈。四日至七日，热不除者，其后必便脓血。

注：厥少热多，其病当愈。热不去者，为热中，非阳气来复。若为痢疾杆菌感染者，必便脓血。

评：此处虽冠以伤寒，然多痢疾杆菌感染，与葛根汤证不同（多见西医所谓轮状病毒性肠炎）。

十一、厥阴呕吐

428．干呕吐涎沫、头痛者，吴茱萸汤主之。

原文：干呕吐涎沫，头痛者，吴茱萸汤主之。

注：呕吐伴吐清口水、巅顶痛，肝寒上逆。吴茱萸汤乃暖肝散寒第一方也。

429. 食谷欲呕者，吴茱萸汤主之。得汤反剧者，属上焦也。

原文：食谷欲呕，属阳明也，吴茱萸汤主之。得汤反剧者，属上焦也。

校：宋本食谷欲呕者后有属阳明也一句，本无错（肝寒犯胃），今去之，以利后学理解。

注：肝寒犯胃，进食呕吐，不食不吐。吴茱萸刺激胃，如服本方加剧者，属食物反流上焦，当用栀子豉汤辈。

第九章 辨阴阳易差后劳复病脉证并治

430. 伤寒，阴易之为病，其人身体重，少气，少腹里急。或引阴中拘挛，热上冲胸，头重不欲举，眼中生眵。膝胫拘急者，烧裈散主之。

原文：伤寒阴易之为病，其人身体重，少气，少腹里急，或引阴中拘挛，热上冲胸，头重不欲举，眼中生花（花一作眵），膝胫拘急者，烧裈散主之。

注：此禁术。《灵枢》有禁服篇，学者亦可从小说《源梦记》中细细品味。

烧裈散

妇人中裈，近隐处，取烧作灰。

上一味，水服方寸匕，日三服，小便即利，阴头微肿，此为愈矣。妇人病取男子裈烧服。

431. 大病差后，劳复者，枳实栀子豉汤主之。

注：此方又治焦虑症。

枳实栀子豉汤

枳实三枚（炙）　栀子十四个（擘）　豉一升（绵裹）

上三味，以清浆水七升，空煮取四升，内枳实、栀子，煮取二升，下豉，更煮五六沸，去滓，温分再服，覆令微似汗。若有宿食者，内大黄如博碁子五六枚，服之愈。

432. 吐、利、发汗，脉平，小烦者，以新虚不胜谷气故也。

原文：吐利发汗，脉平，小烦者，以新虚不胜谷气故也。

校：吐、利、发汗对举，当为顿号。

注：汗、吐、下后，当清淡饮食，否则新虚不胜谷气（汗吐下伤

气，不能运化水谷），发烦。发烦何以知不是疾病再燃？脉平故也。若是疾病复发，脉不当平。

433．病人脉已解，而日暮微烦，以病新差，人强与谷，脾胃气尚弱，不能消谷，故令微烦，损谷则愈。

注：同上条。损谷则愈者，参枳实栀子汤条。若有宿食者，枳实栀子汤内大黄如博棋子五六枚，服之愈。

434．伤寒差以后，更发热，小柴胡汤主之。脉浮者，以汗解之；脉沉实者，以下解之。

原文：伤寒差以后，更发热，小柴胡汤主之。脉浮者，以汗解之；脉沉实（一作紧）者，以下解之。

注：三阳再治。

435．大病差后，从腰以下有水气者，牡蛎泽泻散主之。

注：本方加减治慢性肾病或腹部肿瘤有效。

牡蛎泽泻散

牡蛎（熬）　泽泻　蜀漆（暖水洗，去腥）　葶苈子（熬）　商陆根（熬）　海藻（洗，去咸）　瓜蒌根各等分

上七味，异捣，下筛为散，更于臼中治之。白饮和服方寸匕，日三服。小便利，止后服。

436．大病差后，喜唾，久不了了，胸上有寒，当以丸药温之，宜理中丸。

注：方中干姜抑制腺体分泌，故治喜唾。又治睡中流唾。

437．伤寒解后，虚羸少气，气逆欲吐，竹叶石膏汤主之。

注：此阳明病余热未退之方。阳明热伤津液，用麦冬，阴不足则热不退。发热耗气，用人参，气不足则不能托邪外出。人参配石膏，白虎

加人参汤意。正虚去苦寒之知母，用甘寒之竹叶。石膏无知母，不能退大热，正好本证属余热。久热必口舌生疮，竹叶配甘草，引火下行。炎症交感神经兴奋，抑制胃肠蠕动，故气逆欲吐，用半夏。半夏配麦冬，此麦门冬汤法。

　　竹叶石膏汤

　　竹叶二把　石膏一斤　半夏半升（洗）　麦门冬一升（去心）　人参二两　甘草二两（炙）　粳米半升

　　上七味，以水一斗，煮取六升，去滓，内粳米，煮米熟，汤成去米，温服一升，日三服。

附 录

方剂索引

二画

三画

四画

五画

六画

当归四逆汤　391条

当归四逆加吴茱萸生姜汤　391条

竹叶石膏汤　437条

竹叶汤　234条

防己地黄汤　349条

阳旦汤　14条

七画

赤石脂禹余粮汤　379条

吴茱萸汤　404、428、429条

牡蛎泽泻散　435条

附子汤　376、377条

附子泻心汤　187条

八画

苦酒汤　358条

抵当丸　112条

抵当汤　110、111、298、299条

炙甘草汤　129条

泻心汤　190、379条

九画

茵陈蒿汤　301、306条

茯苓甘草汤　102、103条

茯苓四逆汤　144条

茯苓桂枝甘草大枣汤　146条

茯苓桂枝白术甘草汤　147条

枳实栀子豉汤　431条

栀子干姜汤　155条

附 方

二画

十枣汤

芫花熬　甘遂　大戟

上三味等分，分别捣为散，以水一升半，先煮大枣肥者十枚，取八合，去滓，内药末，强人服一钱匕，羸人服半钱，温服之，平旦服。若下少，病不除者，明日更服，加半钱。得快下利后，糜粥自养。

三画

干姜附子汤

干姜一两　附子一枚（生用，去皮，切八片）

上二味，以水三升，煮取一升，去滓，顿服。

干姜黄芩黄连人参汤

干姜　黄芩　黄连　人参各三两

上四味，以水六升，煮取二升，去滓，分温再服。

大青龙汤

麻黄六两（去节）　桂枝二两（去皮）　甘草二两（炙）　杏仁四十枚（去皮尖）　生姜三两（切）　大枣十枚（擘）　石膏如鸡子大（碎）

上七味，以水九升，先煮麻黄，减二升，去上沫，内诸药，煮取三升，去滓，温服一升，取微似汗。汗出多者，温粉粉之。一服汗者，停后服。若复服，汗多亡阳遂虚，恶风烦躁，不得眠也。

大承气汤

大黄四两（酒洗）　厚朴半斤（炙、去皮）　枳实五枚（炙）　芒硝三合

上四味，以水一斗，先煮二物，取五升，去滓，内大黄，更煮取二升，去

滓，内芒硝，更上微火一两沸，分温再服，得下余勿服。

三物小白散

桔梗三分　巴豆一分（去皮心，熬黑研如脂）　贝母三分

上三味为散，内巴豆，更于臼中杵之，以白饮和服，强人半钱匕，羸者减之。病在膈上必吐，在膈下必利，不利进热粥一杯，利过不止，进冷粥一杯。身热皮粟不解，欲引衣自覆，若以水潠之，洗之，益令热却不得出，当汗而不汗则烦，假令汗出已，腹中痛，与芍药三两如上法。

三黄汤（《金匮要略》）

麻黄五分　独活四分　细辛二分　黄芪二分　黄芩三分

上五味，以水六升，煮取二升，分温三服。一服小汗，二服大汗。

心热加大黄二分，腹满加枳实一枚，气逆加人参三分，悸加牡蛎三分，渴加瓜蒌根三分，先有寒加附子一枚。

大柴胡汤

柴胡半斤　黄芩三两　芍药三两　半夏半升（洗）　生姜五两（切）　枳实四枚（炙）　大枣十二枚（擘）

上七味，以水一斗二升，煮取六升，去滓，再煎，温服一升，日三服。一方加大黄二两。若不加，恐不为大柴胡汤。

大陷胸丸

大黄半斤　葶苈子半斤（熬）　芒硝半斤　杏仁半升（去皮尖，熬黑）

上四味，捣筛二味，内杏仁、芒硝，合研如脂，和散，取如弹丸一枚，别捣甘遂末一钱匕，白蜜二合，水二升，煮取一升，温顿服之，一宿乃下，如不下，更服，取下为效。禁如药法。

大陷胸汤

大黄六两（去皮）　芒硝一升　甘遂一钱匕

上三味，以水六升，先煮大黄取二升，去滓，内芒硝，煮一两沸，内甘遂末，温服一升，得快利，止后服。

大黄黄连泻心汤

大黄二两　黄连一两

上二味，以麻沸汤二升，渍之须臾，绞去滓，分温再服。

小青龙汤

麻黄（去节）　芍药　细辛　干姜　甘草（炙）　桂枝（去皮）各三两　五味子半升　半夏半升（洗）

上八味，以水一斗，先煮麻黄，减二升，去上沫，内诸药，煮取三升，去滓，温服一升。若渴，去半夏，加瓜蒌根三两；若微利，去麻黄，加荛花，如一鸡子，熬令赤色；若噎者，去麻黄，加附子一枚，炮；若小便不利，少腹满者，去麻黄，加茯苓四两；若喘，去麻黄，加杏仁半升，去皮尖。

小建中汤

桂枝三两（去皮）　甘草二两（炙）　大枣十二枚（擘）　芍药六两　生姜三两（切）　胶饴一升

上六味，以水七升，煮取三升，去滓，内饴，更上微火消解，温服一升，日三服。呕家不可用建中汤，以甜故也。

小承气汤

大黄四两　厚朴二两（炙，去皮）　枳实三枚（大者，炙）

上三味，以水四升，煮取一升二合，去滓，分温二服。初服汤当更衣，不尔者尽饮之，若更衣者，勿服之。

小柴胡汤

柴胡半斤　黄芩三两　人参三两　半夏半升（洗）　甘草（炙）　生姜（切）各三两　大枣十二枚（擘）

上七味，以水一斗二升，煮取六升，去滓，再煎取三升，温服一升，日三服。若胸中烦而不呕者，去半夏、人参，加瓜蒌实一枚；若渴，去半夏，加人参合前成四两半、瓜蒌根四两；若腹中痛者，去黄芩，加芍药三两；若胁下痞鞕，去大枣，加牡蛎四两；若心下悸、小便不利者，去黄芩，加茯苓四两；若不渴，外有微热者，去人参，加桂枝三两，温覆微汗愈；若欬者，去人参、大枣、生姜，加五味子半升、干姜二两。

小陷胸汤

黄连一两　半夏半升（洗）　瓜蒌实大者一枚

上三味，以水六升，先煮瓜蒌，取三升，去滓，内诸药，煮取二升，去滓，分温三服。

四画

五苓散

猪苓十八铢（去黑皮）　白术十八铢　泽泻一两六铢　茯苓十八铢　桂枝半两（去皮）

上五味为散，更于臼中治之，白饮和方寸匕服之，日三服，多饮暖水汗出愈。

乌梅丸

乌梅三百枚　细辛六两　干姜十两　黄连十六两　当归四两　附子六两（炮，去皮）　蜀椒四两（出汗）　桂枝六两（去皮）　人参六两　黄蘗六两

上十味，异捣筛，合治之，以苦酒渍乌梅一宿，去核，蒸之五斗米下，饭熟捣成泥，和药令相得，内臼中，与蜜杵二千下，丸如梧桐子大，先食饮服十丸，日三服，稍加至二十丸。禁生冷、滑物、臭食等。

文蛤散

文蛤五两

上一味为散，以沸汤和一方寸匕服，汤用五合。

五画

去桂枝加白术汤

附子三枚（炮，去皮，破）　白术四两　生姜三两（切）　甘草二两（炙）　大枣十二枚（擘）

上五味，以水六升，煮取二升，去滓，分温三服。初一服，其人身如痹，半日许复服之，三服都尽，其人如冒状，勿怪，此以附子、术，并走皮内，逐水气未得除，故使之耳。法当加桂四两，此本一方二法，以大便硬，小便自利，去桂也；以大便不硬，小便不利，当加桂。附子三枚恐多也，虚弱家及产妇，宜减服之。

甘草干姜汤

甘草四两（炙）　干姜二两

上二味，以水三升，煮取一升五合，去滓，分温再服。

甘草汤

甘草二两

上一味，以水三升，煮取一升半，去滓，温服七合，日二服。

甘草泻心汤

甘草四两（炙）　黄芩三两　干姜三两　半夏半升（洗）　大枣十二枚（擘）　黄连一两

上六味，以水一斗，煮取六升，去滓，再煎取三升，温服一升，日三服。

四逆加人参汤

甘草二两（炙）　附子一枚（生，去皮，破八片）　干姜一两半　人参一两

上四味，以水三升，煮取一升二合，去滓，分温再服。

四逆汤

甘草二两（炙）　干姜一两半　附子一枚（生用，去皮，破八片）

上三味，以水三升，煮取一升二合，去滓，分温再服。强人可大附子一枚、干姜三两。

四逆散

甘草（炙）　枳实（破，水渍，炙干）　柴胡　芍药

上四味，各十分，捣筛，白饮和服方寸匕，日三服。咳者，加五味子、干姜各五分，并主下利；悸者，加桂枝五分；小便不利者，加茯苓五分；腹中痛者，加附子一枚，炮令坼；泄利下重者，先以水五升，煮薤白三升，煮取三升，去滓，以散三方寸匕纳汤中，煮取一升半，分温再服。

生姜泻心汤

生姜四两（切）　甘草三两（炙）　人参三两　干姜一两　黄芩三两　半夏半升（洗）　黄连一两　大枣十二枚（擘）

上八味，以水一斗，煮取六升，去滓，再煎取三升，温服一升，日三服。

白头翁汤

白头翁二两　黄蘗三两　黄连三两　秦皮三两

上四味，以水七升，煮取二升，去滓，温服一升，不愈，更服一升。

白虎加人参汤

知母六两　石膏一斤（碎，绵裹）　甘草（炙）二两　粳米六合　人参三两

上五味，以水一斗，煮米熟汤成，去滓，温服一升，日三服。此方立夏后，立秋前乃可服。立秋后不可服。正月二月三月尚凛冷，亦不可与服之，与之则呕利而腹痛。诸亡血虚家亦不可与，得之则腹痛利者，但可温之，当愈。

白虎汤

知母六两　石膏一斤（碎）　甘草二两（炙）　粳米六合

上四味，以水一斗，煮米熟汤成，去滓，温服一升，日三服。

白通加猪胆汁汤

葱白四茎　干姜一两　附子一枚（生，去皮，破八片）　人尿五合　猪胆汁一合

上五味，以水三升，煮取一升，去滓，内胆汁、人尿，和令相得，分温再服。若无胆，亦可用。

白通汤

葱白四茎　干姜一两　附子一枚（生用，去皮，破八片）

上三味，以水三升，煮取一升，去滓，分温再服。

瓜蒂散

瓜蒂一分（熬黄）　赤小豆一分

上二味，各别捣筛，为散已，合治之，取一钱匕，以香豉一合，用热汤七合，煮作稀糜，去滓，取汁合散，温顿服之。不吐者，少少加。得快吐乃止。诸亡血虚家，不可与瓜蒂散。

瓜蒌瞿麦丸（《金匮要略》）

瓜蒌根二两　茯苓三两　薯蓣三两　附子一枚（炮）　瞿麦一两

上五味，末之，炼蜜丸梧子大，饮服三丸，日三服，不知，增至七八丸，以小便利，腹中温为知。

半夏泻心汤

半夏半升（洗）　黄芩　干姜　人参　甘草（炙）各三两　黄连一两　大枣十二枚（擘）

上七味，以水一斗，煮取六升，去滓，再煎取三升，温服一升，日三服。

半夏散及汤

半夏（洗）　桂枝（去皮）　甘草（炙）

上三味，等分。各别捣筛已，合治之，白饮和服方寸匕，日三服。若不能散服者，以水一升，煎七沸，内散两方寸匕，更煮三沸，下火令小冷，少少咽之。半夏有毒，不当散服。

六画

芍药甘草汤

白芍药　甘草（炙）各四两

上二味，以水三升，煮取一升五合，去滓，分温再服。

芍药甘草附子汤

芍药　甘草（炙）各三两　附子一枚（炮、去皮、破八片）

上三味，以水五升，煮取一升五合，去滓，分温三服。

当归四逆汤

当归三两　桂枝三两（去皮）　芍药三两　细辛三两　甘草二两（炙）　通草二两　大枣二十五枚　（擘。一法，十二枚）

上七味，以水八升，煮取三升，去滓，温服一升，日三服。

当归四逆加吴茱萸生姜汤

当归三两　芍药三两　甘草二两（炙）　通草二两　桂枝三两（去皮）　细辛三两　生姜半斤（切）　吴茱萸二升　大枣二十五枚（擘）

上九味，以水六升，清酒六升和，煮取五升，去滓，温分五服（一方，水酒各四升）。

竹叶石膏汤

竹叶二把　石膏一斤　半夏半升（洗）　麦门冬一升（去心）　人参二两　甘草二两（炙）　粳米半升

上七味，以水一斗，煮取六升，去滓，内粳米，煮米熟，汤成去米，温服一升，日三服。

竹叶汤（《金匮要略》）

竹叶一把　葛根三两　防风　桔梗　桂枝　人参　甘草各一两　附子一枚（炮）　大枣十五枚　生姜五两

上十味，以水一斗，煮取二升半，分温三服，温覆使汗出。颈项强，用大附子一枚，破之如豆大，煎药扬去沫；呕者，加半夏半升（洗）。

防己地黄汤（《金匮要略》）

防己一分　桂枝三分　防风三分　甘草二分

上四味，以酒一杯，渍之一宿，绞取汁。生地黄二斤，㕮咀，蒸之如斗米饭久，以铜器盛其汁，更绞地黄汁，和分再服。

阳旦汤（《金匮要略》）

大枣十二枚（擘）　桂枝三两　芍药三两　生姜三两　甘草三两（炙）　黄芩二两

上六味，㕮咀，以泉水六升，煮取四升，分四服，日三。自汗者，去桂心加附子一枚（炮）。渴者，去桂加瓜蒌三两。利者，去芍药、桂，加干姜三两、附子一枚（炮）。心下悸者，去芍药加茯苓四两。虚劳里急者，正阳旦主之，煎得二升，纳胶饴半升，分为再服。若脉浮紧发热者，不可与也。忌海藻、菘菜、生葱等物。

七画

赤石脂禹余粮汤

赤石脂一斤（碎）　太一禹余粮一斤（碎）

上二味，以水六升，煮取二升，去滓，分温三服。

吴茱萸汤

吴茱萸一升（汤洗七遍）　人参三两　大枣十二枚（擘）　生姜六两
（切）

上四味，以水七升，煮取二升，去滓，温服七合，日三服。

牡蛎泽泻散

牡蛎（熬）　泽泻　蜀漆（暖水洗，去腥）　葶苈子（熬）　商陆根
（熬）　海藻（洗，去咸）　瓜蒌根各等分

上七味，异捣，下筛为散，更于臼中治之。白饮和服方寸匕，日三服。小
便利，止后服。

附子汤

附子二枚（炮，去皮，破八片）　茯苓三两　人参二两　白术四两　芍药
三两

上五味，以水八升，煮取三升，去滓，温服一升，日三服。

附子泻心汤

大黄二两　黄连一两　黄芩一两　附子一枚（炮，去皮，破，别煮取汁）
上四味，切三味，以麻沸汤二升渍之，须臾，绞去滓，内附子汁，分温再服。

八画

苦酒汤

半夏十四枚（洗，破如枣核）　鸡子一枚（去黄，内上苦酒，着鸡子壳中）
上二味，内半夏着苦酒中，以鸡子壳置刀环中，安火上，令三沸，去滓，
少少含咽之，不差，更作三剂。

抵当丸

水蛭二十个（熬）　虻虫二十个（去翅足，熬）　桃仁二十五个（去皮
尖）　大黄三两

上四味，捣分四丸，以水一升，煮一丸，取七合服之，晬时当下血，若不下者更服。

抵当汤

水蛭（熬）　虻虫（去翅足，熬）各三十个　桃仁二十个（去皮尖）　大黄三两（酒洗）

上四味，以水五升，煮取三升，去滓，温服一升。不下更服。

炙甘草汤

甘草四两（炙）　生姜三两（切）　人参二两　生地黄一斤　桂枝二两（去皮）　阿胶二两　麦门冬半升（去心）　麻仁半升　大枣十二枚（擘）

上九味，以清酒七升，水八升，先煮八味取三升，去滓，内胶烊消尽，温服一升，日三服。一名复脉汤。

泻心汤

大黄二两　黄连　黄芩各一两

上三味，以水三升，煮取一升，顿服之。

九画

茵陈蒿汤

茵陈蒿六两　栀子十四枚（擘）　大黄二两（去皮）

上三味，以水一斗二升，先煮茵陈减六升，内二味，煮取三升，去滓，分三服。小便当利，尿如皂荚汁状，色正赤，一宿腹减，黄从小便去也。

茯苓甘草汤

茯苓二两　桂枝二两（去皮）　甘草一两（炙）　生姜三两（切）

上四味，以水四升，煮取二升，去滓，分温三服。

茯苓四逆汤

茯苓四两　人参一两　附子一枚（生用，去皮，破八片）　甘草二两（炙）　干姜一两半

上五味，以水五升，煮取三升，去滓，温服七合，日二服。

茯苓桂枝甘草大枣汤

茯苓半斤　桂枝四两（去皮）　甘草二两（炙）　大枣十五枚（擘）

上四味，以甘澜水一斗，先煮茯苓，减二升，内诸药，煮取三升，去滓，温服一升，日三服。

作甘澜水法：取水二斗，置大盆内，以杓扬之，水上有珠子五六千颗相逐，取用之。

茯苓桂枝白术甘草汤

茯苓四两　桂枝三两（去皮）　白术　甘草（炙）各二两

上四味，以水六升，煮取三升，去滓，分温三服。

枳实栀子豉汤

枳实三枚（炙）　栀子十四个（擘）　豉一升（绵裹）

上三味，以清浆水七升，空煮取四升，内枳实、栀子，煮取二升，下豉，更煮五六沸，去滓，温分再服，覆令微似汗。若有宿食者，内大黄如博棋子五六枚，服之愈。

栀子干姜汤

栀子十四个（擘）　干姜二两

上二味，以水三升半，煮取一升半，去滓，分二服，温进一服，得吐者，止后服。

栀子甘草豉汤

栀子十四个（擘）　甘草二两（炙）　香豉四合（绵裹）

　　上三味，以水四升，先煮栀子、甘草，取二升半，内豉，煮取一升半，去滓，分二服，温进一服，得吐者，止后服。

栀子生姜豉汤

栀子十四个（擘）　生姜五两　香豉四合（绵裹）

　　上三味，以水四升，先煮栀子、生姜，取二升半，内豉，煮取一升半，去滓，分二服，温进一服，得吐者，止后服。

栀子厚朴汤

栀子十四个（擘）　厚朴四两（炙，去皮）　枳实四枚（水浸，炙令黄）

　　上三味，以水三升半，煮取一升半，去滓，分二服，温进一服，得吐者，止后服。

栀子豉汤

栀子十四个（擘）　香豉四合（绵裹）

　　上二味，以水四升，先煮栀子，得二升半，内豉，煮取一升半，去滓，分为二服，温进一服，得吐者，止后服。

栀子柏皮汤

肥栀子十五个（擘）　甘草一两（炙）　黄柏二两

　　上三味，以水四升，煮取一升半，去滓，分温再服。

厚朴生姜半夏甘草人参汤

厚朴半斤（炙，去皮）　生姜半斤（切）　半夏半升（洗）　甘草二两　人参一两

　　上五味，以水一斗，煮取三升，去滓，温服一升，日三服。

侯氏黑散（《金匮要略》）

菊花四十分　白术十分　细辛三分　茯苓三分　牡蛎三分　桔梗八分　防风十分　人参三分　矾石三分　黄芩五分　当归三分　干姜三分　川芎三分　桂枝三分

上十四味，杵为散，酒服方寸匕，日一服，初服二十日，温酒调服，禁一切鱼、肉、大蒜，常宜冷食，六十日止，即药积在腹中不下也。热食即下矣，冷食自能助药力。

十画

真武汤

茯苓三两　芍药三两　白术二两　生姜三两（切）　附子一枚（炮，去皮，破八片）

上五味，以水八升，煮取三升，去滓，温服七合，日三服。若咳者，加五味子半升、细辛一两、干姜一两；若小便利者，去茯苓；若下利者，去芍药，加干姜二两；若呕者，去附子，加生姜，足前为半斤。

桂枝二麻黄一汤

桂枝一两十七铢（去皮）　芍药一两六铢　麻黄十六铢（去节）　生姜一两六铢（切）　杏仁十六个（去皮尖）　甘草一两二铢（炙）　大枣五枚（擘）

上七味，以水五升，先煮麻黄一二沸，去上沫，内诸药，煮取二升，去滓，温服一升，日再服。本云，桂枝汤二分，麻黄汤一分，合为二升，分再服。今合为一方，将息如前法。

桂枝二越婢一汤

桂枝（去皮）　芍药　麻黄　甘草（炙）各十八铢　大枣四枚（擘）　生姜一两二铢（切）　石膏二十四铢（碎，绵裹）

上七味，以水五升，煮麻黄一二沸，去上沫，内诸药，煮取二升，去滓，温服一升。本云，当裁为越婢汤、桂枝汤合之，饮一升。今合为一方，桂枝汤二分，越婢汤一分。

桂枝人参汤

桂枝四两（别切）　甘草四两（炙）　白术三两　人参三两　干姜三两

上五味，以水九升，先煮四味，取五升，内桂，更煮取三升，去滓，温服一升，日再夜一服。

桂枝去芍药加附子汤

桂枝三两（去皮）　甘草二两（炙）　生姜三两（切）　大枣十二枚（擘）　附子一枚（炮、去皮，破八片）

上五味，以水七升，煮取三升，去滓，温服一升。本云，桂枝汤今去芍药加附子。将息如前法。

桂枝去芍药加蜀漆牡蛎龙骨救逆汤

桂枝三两（去皮）　甘草二两（炙）　生姜三两（切）　大枣十二枚（擘）　牡蛎五两（熬）　蜀漆三两（洗去腥）　龙骨四两

上七味，以水一斗二升，先煮蜀漆，减二升，内诸药，煮取三升，去滓，温服一升。本云，桂枝汤今去芍药加蜀漆、牡蛎、龙骨。

桂枝去芍药汤

桂枝三两（去皮）　甘草二两（炙）　生姜三两（切）　大枣十二枚（擘）

上四味，以水七升，煮取三升，去滓，温服一升。本云，桂枝汤今去芍药。将息如前法。

桂枝去桂加茯苓白术汤

芍药三两　甘草二两（炙）　生姜（切）　茯苓　白术各三两　大枣十二枚（擘）

上六味，以水八升，煮取三升，去滓，温服一升，小便利则愈。本云，桂枝汤今去桂枝，加茯苓、白术。

桂枝甘草龙骨牡蛎汤

桂枝一两（去皮）　甘草二两（炙）　牡蛎二两（熬）　龙骨二两

上四味，以水五升，煮取二升半，去滓，温服八合，日三服。

桂枝甘草汤

桂枝四两（去皮）　甘草二两（炙）

上二味，以水三升，煮取一升，去滓，顿服。

桂枝加大黄汤

桂枝三两（去皮）　大黄二两　芍药六两　生姜三两（切）　甘草二两（炙）　大枣十二枚（擘）

上六味，以水七升，煮取三升，去滓，温服一升，日三服。

桂枝加芍药生姜各一两人参三两新加汤

桂枝三两（去皮）　芍药四两　甘草二两（炙）　人参三两　大枣十二枚（擘）　生姜四两

上六味，以水一斗二升，煮取三升，去滓，温服一升。本云桂枝汤，今加芍药、生姜、人参。

桂枝加芍药汤

桂枝三两（去皮）　芍药六两　甘草二两（炙）　大枣十二枚（擘）　生姜三两（切）

上五味，以水七升，煮取三升，去滓，温分三服。本云，桂枝汤，今加芍药。

桂枝加附子汤

桂枝三两（去皮）　芍药三两　甘草三两（炙）　生姜三两（切）　大枣十二枚（擘）　附子一枚（炮，去皮，破八片）

上六味，以水七升，煮取三升，去滓，温服一升。本云，桂枝汤今加附子。将息如前法。

桂枝加厚朴杏子汤

桂枝三两（去皮） 甘草二两（炙） 生姜三两（切） 芍药三两 大枣十二枚（擘） 厚朴二两（炙，去皮） 杏仁五十枚（去皮尖）

上七味，以水七升，微火煮取三升，去滓，温服一升，覆取微似汗。

桂枝加桂汤

桂枝五两（去皮） 芍药三两 生姜三两（切） 甘草二两（炙） 大枣十二枚（擘）

上五味，以水七升，煮取三升，去滓，温服一升。本云，桂枝汤今加桂满五两。所以加桂者，以能泄奔豚气也。

桂枝加葛根汤

葛根四两 麻黄三两（去节） 芍药二两 生姜三两（切） 甘草二两（炙） 大枣十二枚（擘） 桂枝二两（去皮）

上七味，以水一斗，先煮麻黄、葛根，减二升，去上沫，内诸药，煮取三升，去滓。温服一升，覆取微似汗，不须啜粥，余如桂枝法将息及禁忌。

桂枝汤

桂枝三两（去皮） 芍药三两 甘草二两（炙） 生姜三两（切） 大枣十二枚（擘）

上五味，㕮咀三味，以水七升，微火煮取三升，去滓，适寒温，服一升。服已须臾，啜热稀粥一升余，以助药力，温服令一时许，遍身漐漐微似有汗者益佳，不可令如水流漓，病必不除。若一服汗出病差，停服后，不必尽剂。若不汗，更服依前法。又不汗，后服小促其间，半日许，令三服尽。若病重者，一日一夜服，周时观之。服一剂尽，病证犹在者，更作服。若汗不出，乃服至二三剂。禁生冷、黏滑、肉面、五辛、酒酪、臭恶等物。

桂枝附子汤

桂枝四两（去皮） 附子三枚（炮，去皮，破） 生姜三两（切） 大枣

十二枚（擘）　甘草二两（炙）

　　上五味，以水六升，煮取二升，去滓，分温三服。

　　桂枝麻黄各半汤

　　桂枝一两十六铢（去皮）　芍药　生姜（切）　甘草（炙）　麻黄（去节）各一两　大枣四枚（擘）　杏仁二十四枚（汤浸，去皮尖及两仁者）

　　上七味，以水五升，先煮麻黄一二沸，去上沫，内诸药，煮取一升八合，去滓，温服六合。本云，桂枝汤三合，麻黄汤三合，并为六合，顿服。将息如上法。

　　桔梗汤

　　桔梗一两　甘草二两

　　上二味，以水三升，煮取一升，去滓，温分再服。

　　桃花汤

　　赤石脂一斤（一半全用，一半筛末）　干姜一两　粳米一升

　　上三味，以水七升，煮米令熟，去滓，温服七合，内赤石脂末方寸匕，日三服。若一服愈，余勿服。

　　桃核承气汤

　　桃仁五十个（去皮尖）　大黄四两　桂枝二两（去皮）　甘草二两（炙）　芒硝二两

　　上五味，以水七升，煮取二升半，去滓，内芒硝，更上火，微沸下火，先食温服五合，日三服，当微利。

　　柴胡加龙骨牡蛎汤

　　柴胡四两　龙骨　黄芩　生姜（切）　铅丹　人参　桂枝（去皮）　茯苓各一两半　半夏二合半（洗）　大黄二两　牡蛎一两半（熬）　大枣六枚（擘）

上十二味，以水八升，煮取四升，内大黄，切如棋子，更煮一两沸，去滓，温服一升。本云，柴胡汤今加龙骨等。

柴胡加芒硝汤

柴胡二两十六铢　黄芩一两　人参一两　甘草一两（炙）　生姜一两（切）　半夏二十铢（本云五枚，洗）　大枣四枚（擘）　芒硝二两

上八味，以水四升，煮取二升，去滓，内芒硝，更煮微沸，分温再服。不解更作。

柴胡桂枝干姜汤

柴胡半斤　桂枝三两（去皮）　干姜二两　瓜蒌根四两　黄芩三两　牡蛎二两（熬）　甘草二两（炙）

上七味，以水一斗二升，煮取六升，去滓，再煎取三升，温服一升，日三服，初服微烦，复服汗出便愈。

柴胡桂枝汤

桂枝（去皮）　黄芩各一两半　人参一两半　甘草一两（炙）　半夏二合半（洗）　芍药一两半　大枣六枚（擘）　生姜一两半（切）　柴胡四两

上九味，以水七升，煮取三升，去滓，温服一升。本云人参汤，作如桂枝法，加半夏、柴胡、黄芩，复如柴胡法。今用人参作半剂。

烧裈散

妇人中裈，近隐处，取烧作灰。

上一味，水服方寸匕，日三服，小便即利，阴头微肿，此为愈矣。妇人病取男子裈烧服。

调胃承气汤

大黄四两（去皮，清酒洗）　甘草二两（炙）　芒硝半升

上三味，以水三升，煮取一升，去滓，内芒硝，更上火微煮令沸，少少温

服之。

通脉四逆加猪胆汤

甘草二两（炙） 干姜三两（强人可四两） 附子大者一枚（生，去皮，破八片） 猪胆汁半合

上四味，以水三升，煮取一升二合，去滓，内猪胆汁，分温再服，其脉即来。无猪胆，以羊胆代之。

通脉四逆汤

甘草二两（炙） 附子大者一枚（生用，去皮，破八片） 干姜三两（强人可四两）

上三味，以水三升，煮取一升二合，去滓，分温再服，其脉即出者愈。面色赤者，加葱九茎；腹中痛者，去葱，加芍药二两；呕者，加生姜二两；咽痛者，去芍药，加桔梗一两；利止脉不出者，去桔梗，加人参二两。病皆与方相应者，乃服之。

十一画

理中丸

人参 干姜 甘草（炙） 白术各三两

上四味，捣筛，蜜和为丸，如鸡子黄许大。以沸汤数合，和一丸，研碎，温服之，日三四，夜二服。腹中未热，益至三四丸，然不及汤。汤法，以四物依两数切，用水八升，煮取三升，去滓，温服一升，日三服。若脐上筑者，肾气动也，去术，加桂四两；吐多者，去术，加生姜三两；下多者，还用术；悸者，加茯苓二两；渴欲得水者，加术，足前成四两半；腹中痛者，加人参，足前成四两半；寒者，加干姜，足前成四两半；腹满者，去术，加附子一枚。服汤后，如食顷，饮热粥一升许，微自温，勿发揭衣被。

黄芩加半夏生姜汤

黄芩三两 芍药二两 甘草二两（炙） 大枣十二枚（擘） 半夏半升

（洗） 生姜一两半（切，一方三两）

上六味，以水一斗，煮取三升，去滓，温服一升，日再夜一服。

黄芩汤

黄芩三两 芍药二两 甘草二两（炙） 大枣十二枚（擘）

上四味，以水一斗，煮取三升，去滓，温服一升，日再夜一服。

黄连汤

黄连三两 甘草三两（炙） 干姜三两 桂枝三两（去皮） 人参二两 半夏半升（洗） 大枣十二枚（擘）

上七味，以水一斗，煮取六升，去滓，温服，昼三夜二。

黄连阿胶汤

黄连四两 黄芩二两 芍药二两 鸡子黄二枚 阿胶三两（一云三挺）

上五味，以水六升，先煮三物，取二升，去滓，内胶烊尽，小冷，内鸡子黄，搅令相得，温服七合，日三服。

猪苓汤

猪苓（去皮） 茯苓 泽泻 阿胶 滑石（碎）各一两

上五味，以水四升，先煮四味，取二升，去滓，纳阿胶烊消，温服七合，日三服。

猪肤汤

猪肤一斤

上一味，以水一斗，煮取五升，去滓，加白蜜一升，白粉五合，熬香，和令相得，温分六服。

麻子仁丸

麻子仁二升 芍药半斤 枳实半斤（炙） 大黄一斤（去皮） 厚朴一尺

（炙，去皮）　杏仁一升（去皮尖，熬，别作脂）

上六味，蜜和丸如梧桐子大，饮服十丸，日三服，渐加，以知为度。

麻黄升麻汤

麻黄二两半（去节）　升麻一两一分　当归一两一分　知母十八铢　黄芩十八铢　葳蕤十八铢（一作石菖蒲）　芍药六铢　天门冬六铢（去心）　桂枝六铢（去皮）　茯苓六铢　甘草六铢（炙）　石膏六铢（碎，绵裹）　白术六铢　干姜六铢

上十四味，以水一斗，先煮麻黄一两沸，去上沫，内诸药，煮取三升，去滓，分温三服。相去如炊三斗米顷令尽，汗出愈。

麻黄汤

麻黄三两（去节）　桂枝二两（去皮）　甘草一两（炙）　杏仁七十个（去皮尖）

上四味，以水九升，先煮取麻黄，减二升，去上沫，内诸药，煮取二升半，去滓，温服八合。覆取微似汗，不须啜粥，余如桂枝法将息。

麻黄杏仁甘草石膏汤

麻黄四两（去节）　杏仁五十个（去皮尖）　甘草二两（炙）　石膏半斤（碎，绵裹）

上四味，以水七升，煮麻黄，减二升，去上沫，内诸药，煮取二升，去滓，温服一升。本云，黄耳杯。

麻黄连轺赤小豆汤

麻黄二两（去节）　连轺二两（连翘根是）　杏仁四十个（去皮尖）　赤小豆一升　大枣十二枚（擘）　生梓白皮一升（切）　生姜二两（切）　甘草二两（炙）

上八味，以潦水一斗，先煮麻黄再沸，去上沫，内诸药，煮取三升，去滓，分温三服，半日服尽。

麻黄附子甘草汤

麻黄二两（去节）　甘草二两（炙）　附子一枚（炮，去皮，破八片）

上三味，以水七升，先煮麻黄一两沸，去上沫，内诸药，煮取三升，去滓，温服一升，日三服。

麻黄附子汤（《金匮要略》）

麻黄三两　甘草二两　附子一枚（炮）

上三味，以水七升，先煮麻黄，去上沫，内诸药，煮取二升半，温服八分，日三服。

麻黄细辛附子汤

麻黄二两（去节）　细辛二两　附子一枚（炮，去皮，破八片）

上三味，以水一斗，先煮麻黄，减二升，去上沫，内诸药，煮取三升，去滓，温服一升，日三服。

旋覆代赭汤

旋覆花三两　人参二两　生姜五两　代赭一两　甘草三两（炙）　半夏半升（洗）　大枣十二枚（擘）

上七味，以水一斗，煮取六升，去滓，再煎取三升。温服一升，日三服。

十二画

葛根加半夏汤

葛根四两　麻黄三两（去节）　甘草二两（炙）　芍药二两　桂枝二两（去皮）　生姜二两（切）　半夏半升（洗）　大枣十二枚（擘）

上八味，以水一斗，先煮葛根、麻黄，减二升，去白沫，内诸药，煮取三升，去滓，温服一升。覆取微似汗。

葛根汤

葛根四两　麻黄三两（去节）　桂枝二两（去皮）　生姜三两（切）　甘

草二两（炙）　芍药二两　大枣十二枚（擘）

上七味，以水一斗，先煮麻黄、葛根，减二升，去白沫，内诸药，煮取三升，去滓，温服一升。覆取微似汗，余如桂枝法将息及禁忌。诸汤皆仿此。

葛根黄芩黄连汤

葛根半斤　甘草二两（炙）　黄芩三两　黄连三两

上四味，以水八升，先煮葛根，减二升，内诸药，煮取二升，去滓，分温再服。

十四画

蜜煎方

食蜜七合

上一味，于铜器内，微火煎，当须凝如饴状，搅之勿令焦着，欲可丸，并手捻作挺，令头锐，大如指，长二寸许。当热时急作，冷则硬。以内谷道中，以手急抱，欲大便时乃去之。疑非仲景意，已试甚良。

又大猪胆一枚，泻汁，和少许法醋，以灌谷道内，如一食顷，当大便出宿食恶物，甚效。

致　谢

本书校对：蒋丽、窦勇、张庆娟、叶焰均、沈佳、李晶

本书试读：孙迎春、莫艳芳、彭鸶婵、马陆丰、马莉、李哲、赵兴、孙成力

本书统筹：沈佳